Cordula Kornberger-Mechler Sarah Bayer

PFLEGEN LERNKARTEN

Vertiefung
Kinder und Jugendliche

ELSEVIER
Urban & Fischer

Elsevier GmbH, Hackerbrücke 6, 80335 München, Deutschland
Wir freuen uns über Ihr Feedback und Ihre Anregungen an books.cs.muc@elsevier.com

ISBN 978-3-437-25441-3

Wichtiger Hinweis für den Benutzer
Ärzte/Praktiker und Forscher müssen sich bei der Bewertung und Anwendung aller hier beschriebenen Informationen, Methoden, Wirkstoffe oder Experimente stets auf ihre eigenen Erfahrungen und Kenntnisse verlassen. Bedingt durch den schnellen Wissenszuwachs insbesondere in den medizinischen Wissenschaften sollte eine unabhängige Überprüfung von Diagnosen und Arzneimitteldosierungen erfolgen. Im größtmöglichen Umfang des Gesetzes wird von Elsevier, den Autoren, Redakteuren oder Beitragenden keinerlei Haftung in Bezug auf jegliche Verletzung und/oder Schäden an Personen oder Eigentum, im Rahmen von Produkthaftung, Fahrlässigkeit oder anderweitig, übernommen. Dies gilt gleichermaßen für jegliche Anwendung oder Bedienung der in diesem Werk aufgeführten Methoden, Produkte, Anweisungen oder Konzepte.

Für die Vollständigkeit und Auswahl der aufgeführten Medikamente übernimmt der Verlag keine Gewähr.
Geschützte Warennamen (Warenzeichen) werden in der Regel besonders kenntlich gemacht (®). Aus dem Fehlen eines solchen Hinweises kann jedoch nicht automatisch geschlossen werden, dass es sich um einen freien Warennamen handelt.

Bibliografische Information der Deutschen Nationalbibliothek
Die Deutsche Nationalbibliothek verzeichnet diese Publikation in der Deutschen Nationalbibliografie; detaillierte bibliografische Daten sind im Internet über http://www.d-nb.de/ abrufbar.

22 23 24 25 5 4 3 2

Um den Textfluss nicht zu stören, wurde bei Patienten und Berufsbezeichnungen die grammatikalisch maskuline Form gewählt. Selbstverständlich sind in diesen Fällen immer alle Geschlechter gemeint.

Planung: Martina Lauster, München
Projektmanagement, Herstellung: Martina Gärtner, München
Redaktion: Ulrike Frühwald, Hamburg
Satz: abavo GmbH, Buchloe
Druck und Bindung: Drukarnia Dimograf Sp. z o. o., Bielsko-Biała/Polen;
Umschlaggestaltung: FAVORITBUERO, München; Umschlagherstellung: SpieszDesign, Neu-Ulm; Titelbild: Icons: © Shutterstock

Aktuelle Informationen finden Sie im Internet unter **www.elsevier.de**.

Benutzerhinweise

Diese Lernkarten sind genauso wie zwei Bände der PFLEGEN-Reihe aufgebaut und folgen deren Gliederung. Zu einigen Kapiteln gibt es jedoch keine Lernkarten. Die Kapitelüberschriften und -nummerierung beziehen sich also bei

KARTE 1–50	auf den Band 978-3-437-25404-8 PFLEGEN Grundlagen und Interventionen
KARTE 51–100	auf den Band 978-3-437-25402-4 PFLEGEN Gesundheits- und Krankheitslehre, 2. A.

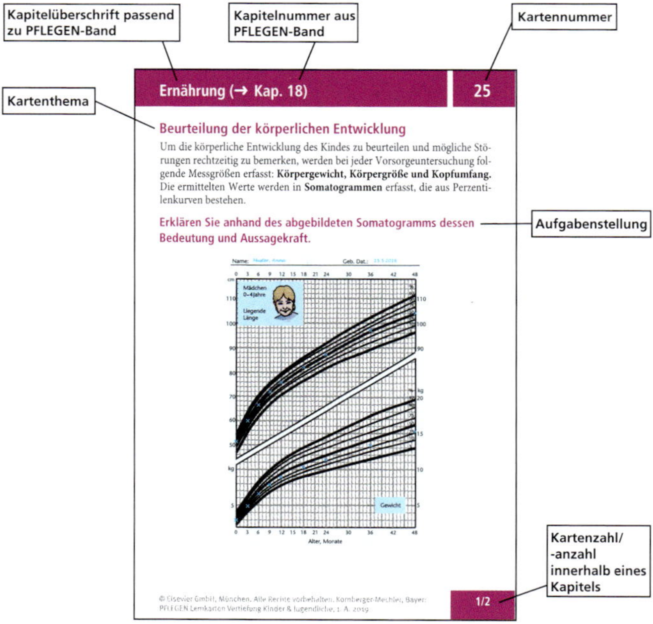

Abbildungsnachweis

Karte 4:	Verein zur Unterstützung der WHO/UNICEF-Initiative „Babyfreundlich" (BFHI) e. V., Oberhausen
Karte 10, 34, 46 (Antwortseite rechts):	Colourbox.com
Karte 11:	Gemeinsamer Bundesausschuss, Berlin
Karte 18, 20, 25, 51, 82:	Susanne Adler, Lübeck
Karte 19:	Claudia Flüss, München
Karte 27, 29, 30, 53:	Andreas Walle, Hamburg
Karte 43, 92:	Gerda Raichle, Ulm
Karte 46 (Fragenseite vorne):	Maconochie, I.K.: Lebensrettende Maßnahmen bei Kindern („paediatric life support"); In: Notfall & Rettungsmedizin, Springer, Dec 2015, Vol.18, Issue 8, p.932-963
Karte 46 (Antwortseite links), 64:	Martha Kosthorst, Borken
Karte 58, 85:	Henriette Rintelen, Velbert
Karte 59:	Stefan Dangl, München
Karte 66:	Lissauer, T., Carroll, W. Illustrated textbook of paediatrics, 5th ed., Elsevier 2017
Karte 68:	Waugh, A./Grant, A.: Ross et Wilson; anatomie et physiologie normales et pathologiques. 11. A., Elsevier Masson 2011
Karte 69:	Prof. Dr. med. Dr. sci. nat. Christoph Klein
Karte 71:	Goodman, C.C./Fuller, K.S.: Pathology: Implications for the Physical Therapist. 3. ed., Elsevier Saunders 2008
Karte 74, 84, 90:	Irina Kart, Berlin
Karte 93:	Gladding, P.A. et al. (2010): Posthumous diagnosis of long QT syndrome from neonatal screening cards, Volume 7, Issue 4, Pages 481–486, fig 1
Karte 96:	oben/mitte: Zitelli and Davis' Atlas of Pediatric Physical Diagnosis, 7th ed., Elsevier 2017
unten:	Amy S. Paller, A. J. Mancini: Hurwitz Clinical Pediatric Dermatology: A Textbook **of Skin** Disorders of Childhood and Adolescence, 5th ed., Elsevier 2015

Abkürzungen

Aa.	Arteriae (Arterien)
ADH	antidiuretisches Hormon
ADHS	Aufmerksamkeits-hyperaktivitäts-syndrom
ALS	Advanced Life Support
ANS	Atemnotsyndrom
ASE	atemstimulierende Einreibung
BCS	Battered-Child-Syndrom
BLS	Basic Life Support
BZ	Blutzucker
CP	Zerebralparese
CPAP	Continuous Positive Airway Pressure
EHEC	enterohämorrhagische Escherichia coli
EKG	Elektrokardiogramm
ERC	European Resuscitation Council
FG	Frühgeborenes
G-BA	Gemeinsamer Bundes-ausschuss
Hb	Hämoglobin
HELLP	Haemolysis, Elevated Liver Enzymes, Low Platelet Count (Hämolyse, Transaminasenanstieg, Thrombozytopenie)
HIV	humanes Immun-defizienz-Virus
HNO	Hals, Nase, Ohren
HSZT	hämatopoetische Stammzelltrans-plantation
HUS	hämolytisch-urämisches Syndrom
ICP	infantile Zerebral-parese
Ig	Immunglobulin
i. v.	intravenös
JRA	juvenile rheumatoide Arthritis
KMSZ	Knochenmarkstamm-zellen
KUSS	Kindliche Unbehagens- und Schmerzskala
LKG	Lippen-Kiefer-Gaumenspalte
Min.	Minute
NEC	nekrotisierende Enterokolitis
NRS	numerische Ratingskala
NSBZ	Nabelschnurblut-stammzellen
PBSZ	periphere Blutstamm-zellen
PEG	perkutane endo-skopische Gastrostomie
PKU	Phenylketonurie

PTT	partielle Thromboplastinzeit
Rh-Faktor	Rhesusfaktor
ROP	Retinopathy of Prematurity (Frühgeborenenretinopathie)
RR	Riva-Rocci (Blutdruck)
SHT	Schädel-Hirn-Trauma
SIDS	Sudden Infant Death Syndrome (plötzlicher Kindstod)
SSW	Schwangerschaftswoche
Std.	Stunde
TOF	Fallot-Tetralogie
UNICEF	United Nations Children's Fund (Kinderhilfswerk der Vereinten Nationen)
V.	Vena (Vene)
VAS	visuelle Analogskala
VRS	visuelle Ratingskala
VSD	Ventrikelseptumdefekt
WHO	World Health Organization (Weltgesundheitsorganisation)
ZNS	zentrales Nervensystem

PFLEGEN Grundlagen und Interventionen

Cordula Kornberger-Mechler

PFLEGEN Gesundheits- und Krankheitslehre, 2. A

Sarah Bayer

Historische Entwicklung der Kinderkrankenpflege

Kreuzen Sie in → Tab. 1 an, ob die jeweilige Aussage richtig oder falsch ist.

	Richtig	Falsch
1. Als eigenständiger Beruf ist die Kinderkrankenpflege Ende des 19. bzw. Anfang des 20. Jahrhunderts entstanden.		
2. Das erste Kinderkrankenhaus der Welt wurde 1820 in England eröffnet.		
3. In der Berliner Charité wurde 1830 die erste Kinderstation eröffnet.		
4. Die Berufsbezeichnung lautete zunächst „Neugeborenenschwester" (1938), dann „Kinderkrankenschwester" (1957) und schließlich „Gesundheits- und Kinderkrankenpfleger/in" (2004).		

Tab. 1 Entwicklung der Kinderkrankenpflege

Historische Entwicklung der Kinderkrankenpflege

Entwicklung der Kinderkrankenpflege → Tab. 2.

	Richtig	Falsch
1. Als eigenständiger Beruf ist die Kinderkrankenpflege Ende des 19. bzw. Anfang des 20. Jahrhunderts entstanden.	✗	
2. Das erste Kinderkrankenhaus der Welt wurde 1820 in England eröffnet.		✗
3. In der Berliner Charité wurde 1830 die erste Kinderstation eröffnet.	✗	
4. Die Berufsbezeichnung lautete zunächst „Neugeborenenschwester" (1938), dann „Kinderkrankenschwester" (1957) und schließlich „Gesundheits- und Kinderkrankenpfleger/in" (2004).		✗

Tab. 2 Entwicklung der Kinderkrankenpflege *(Lösung)*

Ergänzung

Zu Aussage 1 Zu Beginn lag der Schwerpunkt allerdings **nicht auf der Pflege,** sondern auf der Versorgung von Kindern in sozialer Not, z. B. von Kindern in Waisenhäusern.

Zu Aussage 2 Das erste „Hôpital des Enfants malades" entstand **1802 in Paris** aus einem früheren Waisenhaus.

Zu Aussage 3 Die Idee, kranke Kinder in speziellen Kinderabteilungen und -krankenhäusern (Kinderkliniken) medizinisch und pflegerisch zu versorgen, entwickelte sich jedoch sehr langsam.

Zu Aussage 4 Die ersten **„Säuglingspflegerinnen"** wurden 1897 in Dresden ausgebildet. Im Jahr 1938 trat ein Gesetz zur Neuordnung der Krankenpflege mit der Berufsbezeichnung **„Säuglings- und Kinderschwester"** in Kraft. Mit der gesetzlichen Änderung des Krankenpflegegesetzes 1957 änderte sich der Berufstitel in **„Kinderkrankenschwester".** Mit der Modifizierung des Gesetzes im Jahr 1982 erschien erstmals auch die männliche Berufsbezeichnung **„Kinderkrankenpfleger".** Das bis zur generalistischen Pflegeausbildung geltende Krankenpflegegesetz aus dem Jahr 2004 sah die Berufsbezeichnung **„Gesundheits- und Kinderkrankenpfleger/in"** vor.

Perinatalzentren

Ein Perinatalzentrum (*perinatal* = um die Geburt herum) ist eine Einrichtung für die **Versorgung von Schwangeren sowie Früh- und Neugeborenen.** Diese Krankenhäuser sind, was Ausstattung und Personal betrifft, auf die besonderen Bedürfnisse dieser Patientengruppe ausgelegt.
Hierzu existiert seit 2006 eine Richtlinie des Gemeinsamen Bundesausschusses (G-BA), in welcher Vereinbarungen über die Maßnahmen zur Qualitätssicherung in der Versorgung von Früh- und Reifgeborenen festgelegt sind.

Geben Sie vier mögliche Indikationen für eine Entbindung in einem Perinatalzentrum an.

Perinatalzentren

- Schwerwiegende Erkrankungen der Schwangeren
- Schwangerschaftskomplikationen
- Vorhersehbare Probleme bei der Geburt
- Frühgeburt vor der 32. SSW
- Geschätzes Geburtsgewicht < 1.500 g
- Fehlbildungen beim Ungeborenen
- Absehbare Erkrankungen des Neugeborenen

Ergänzung

Wenn es einem Frühgeborenen im Lauf der Behandlung so gut geht, dass es auf die spezielle Therapie und Behandlung in einem Perinatalzentrum nicht mehr angewiesen ist, besteht die Möglichkeit, das Kind wohnortnah in ein anderes Krankenhaus zu verlegen. Viele Zentren arbeiten daher mit regionalen Krankenhäusern zusammen.
Quelle: www.perinatalzentren.org/information.php

Siehe auch → Karte 3 „*Geburtskliniken und Perinatalzentren*“

Geburtskliniken und Perinatalzentren

In Deutschland gibt es unterschiedliche Krankenhäuser, in denen Kinder entbunden werden können. Sie werden nach dem **Grad der Spezialisierung** unterschieden und dementsprechend in verschiedene Versorgungsstufen eingeteilt.

Ordnen Sie in → Tab. 3 die Zuweisungskriterien den entsprechenden Geburtszentren gemäß den Richtlinien des Gemeinsamen Bundesausschusses (G-BA) zu.

Geburtszentrum	Zuweisungskriterien
1. Perintalzentrum Level 1 (Versorgungsstufe 1)	a) – Erwartetes Geburtsgewicht von 1.250 bis 1.500 g – Gestationsalter von 29. + 0 bis 31. + 6 SSW – Schwangerschaftsbedingte Erkrankungen, z. B. HELLP-Syndrom – Gestationsdiabetes
2. Perinatalzentrum Level 2 (Versorgungsstufe 2)	b) Gestationsalter 36. + 0 SSW ohne zu erwartende Komplikationen
3. Krankenhaus mit perinatalem Schwerpunkt (Versorgungsstufe 3)	c) – Erwartetes Geburtsgewicht < 1.250 g oder Gestation vor der 29. + 0 SSW, Mehrlinge – Schwangere mit pränatal diagnostizierten fetalen oder maternalen Erkrankungen
4. Geburtsklinik (Versorgungsstufe 4)	d) – Erwartetes Geburtsgewicht mind. 1.500 g – Gestationsalter von 32. + 0 bis 35. + 6 SSW – Wachstumsretardierung des Ungeborenen

Tab. 3 Geburtszentren und Zuweisungskriterien

Geburtskliniken und Perinatalzentren

Einteilung der Geburtszentren und deren jeweilige Zuweisungskriterien → Tab. 4.

Geburtszentrum	Zuweisungskriterien
1. Perintalzentrum Level 1 (Versorgungsstufe 1)	c) – Erwartetes Geburtsgewicht < 1.250 g oder Gestation vor der 29. + 0 SSW, Mehrlinge – Schwangere mit pränatal diagnostizierten fetalen oder maternalen Erkrankungen
2. Perinatalzentrum Level 2 (Versorgungsstufe 2)	a) – Erwartetes Geburtsgewicht von 1.250 bis 1.500 g – Gestationsalter von 29. + 0 bis 31. + 6 SSW – Schwangerschaftsbedingte Erkrankungen, z. B. HELLP-Syndrom – Gestationsdiabetes
3. Krankenhaus mit perinatalem Schwerpunkt (Versorgungsstufe 3)	d) – Erwartetes Geburtsgewicht mind. 1.500 g – Gestationsalter von 32. + 0 bis 35. + 6 SSW – Wachstumsretardierung des Ungeborenen
4. Geburtsklinik (Versorgungsstufe 4)	b) Gestationsalter 36. + 0 SSW ohne zu erwartende Komplikationen

Tab. 4 Geburtszentren und Zuweisungskriterien *(Lösung)*

Ergänzung

Qualität in der Versorgung von Frühgeborenen umfasst eine geeignete, dem **individuellen Zustand entsprechende** Behandlung. Die Inhalte dieser Versorgung sind in Standards und Empfehlungen festgelegt. Ziel ist, dass die Frühgeborenen so gesund wie möglich überleben und Komplikationen vermieden werden.

Siehe auch → Karte 2 *„Perinatalzentren“*

Babyfreundliches Krankenhaus

Die Weltgesundheitsorganisation (WHO) und UNICEF fördern die Implementierung des Qualititätssiegels „babyfreundlich“ in Deutschland.

Was zeichnet eine babyfreundliche Einrichtung aus? Führen Sie zehn Kriterien auf.

Babyfreundliches Krankenhaus

- Bindungsförderung (Bonding, Känguru-Pflege)
- Stillen von Anfang an
- Stillberatung schon bei der Schwangerenvorsorge
- Geschultes Klinikpersonal
- 24-Stunden-Rooming-in
- Kaiserschnitt: nach der Operation direkter Hautkontakt mit dem Baby
- Auch bei Frühgeborenen oder kranken Kindern: Hautkontakt, Muttermilchernährung ermöglichen, z. B. durch abgepumpte Muttermilch
- Keine Werbung für Muttermilchersatz: keine Proben von Babynahrung, künstlichen Saugern oder Flaschen
- Objektive Informationen zur Babyernährung
- Stillcafés und Stillgruppen: ausgebildete Stillberaterinnen und Austausch mit anderen Müttern

Quelle: www.babyfreundlich.org/eltern/ueber-uns/das-zeichnet-babyfreundliche-einrichtungen-aus.html

Siehe auch → Karte 10 „*Förderung der Eltern-Kind-Beziehung (Bonding)*“

Entwicklungs- und Lebensabschnitte

In der Medizin wird unter dem Begriff **Kindheit** der Zeitraum von der Geburt bis zum Beginn der Geschlechtsentwicklung bezeichnet. In der Pädiatrie werden diverse Alters- und Entwicklungsstufen unterschieden. Die Begriffe Neugeborenes, Säugling, Kleinkind etc. sind dabei an entsprechende Zeiträume gebunden.

Ergänzen Sie in → Tab. 5 den entsprechenden Zeitraum der jeweiligen Altersstufe.

Altersstufe	Zeitraum
Neugeborenenperiode	
Säuglingsalter	
Kleinkindalter	
Frühes Schulalter	
Pubertät	
Adoleszenz	

Tab. 5 Alters- und Entwicklungsstufen (nach: Feydt-Schmidt A. Pädiatrie. Kurzlehrbuch für Pflegeberufe. 3. Auflage. München: Elsevier, Urban & Fischer, 2015)

Entwicklungs- und Lebensabschnitte

Dauer der Altersstufen → Tab. 6.

Altersstufe	Zeitraum
Neugeborenenperiode	1.–4. Lebenswoche
Säuglingsalter	• 1. Lebensjahr • 1.–4. Trimenon (Zeitraum von 3 Monaten)
Kleinkindalter	2.–6. Lebensjahr
Frühes Schulalter	6.–10. Lebensjahr
Pubertät	Zeitraum vom ersten Auftreten der sekundären Geschlechtsmerkmale bis zur Geschlechtsreife • ♀ Beginn mit 8–14 Jahren, Abschluss mit 14–18 Jahren • ♂ Beginn mit 10–15 Jahren, Abschluss mit 16–20 Jahren
Adoleszenz	Zeitlich nicht einheitlich definierter Lebensabschnitt zwischen Beginn bzw. Ende der Pubertät und dem Abschluss des Körperwachstums; Dauer bis etwa 20. Lebensjahr

Tab. 6 Alters- und Entwicklungsstufen (nach: Feydt-Schmidt A. Pädiatrie. Kurzlehrbuch für Pflegeberufe. 3. Auflage. München: Elsevier, Urban & Fischer, 2015) *(Lösung)*

Ergänzung

Die einzelnen **Entwicklungsphasen** sind entsprechenden **Entwicklungsaufgaben und Bedürfnissen** zugeordnet, die sowohl für die motorische als auch die soziale Entwicklung bedeutsam sind. Das **Entwicklungsalter** orientiert sich vor allem an den Fähigkeiten des Kindes und gibt den **tatsächlichen Entwicklungsstand** an.

Siehe auch → Karte 7 *„Entwicklungsverzögerungen und -störungen“* und → Karte 8 *„Pubertätsentwicklung“*

Wachstumsstörungen

Von einer **Wachstumsstörung** spricht man, wenn die **Entwicklung der Körpergröße** eines Kindes stark von der altersabhängigen Norm **abweicht.** Da die Wachstumsentwicklung von Kindern sehr unterschiedlich sein kann, ist eine Wachstumsstörung von einer zeitweise auffallend großen oder kleinen Körpergröße zu differenzieren. Entscheidend ist das Wachstum im Verlauf der Entwicklung.

Kreuzen Sie in → Tab. 7 an, ob die jeweilige Aussage richtig oder falsch ist.

	Richtig	Falsch
1. Kleinwüchsige Kinder liegen mit ihrer Körperlänge unter der 3. Perzentile.		
2. Die Hyperthyreose ist ein möglicher Auslöser für Kleinwuchs.		
3. Der Kleinwuchs kann durch psychosoziale Probleme wie Konflikte und Fehlernährung ausgelöst werden.		
4. Eine mögliche Ursache für den Kleinwuchs ist ein Wachstumshormonmangel durch eine Störung der Hypophyse oder im Hypothalamus.		
5. Eine mögliche Ursache für den Kleinwuchs ist der Wachstumshormonüberschuss bei Erkrankung der Hypophyse.		
6. Kleinwüchsige Kinder leiden häufig unter Stammfettsucht und Hypoglykämie.		

Tab. 7 Wachstumsstörungen

Wachstumsstörungen

Wachstumsstörungen → Tab. 8.

	Richtig	Falsch
1. Kleinwüchsige Kinder liegen mit ihrer Körperlänge unter der 3. Perzentile.	✗	
2. Die Hyperthyreose ist ein möglicher Auslöser für Kleinwuchs.		✗
3. Der Kleinwuchs kann durch psychosoziale Probleme wie Konflikte und Fehlernährung ausgelöst werden.	✗	
4. Eine mögliche Ursache für den Kleinwuchs ist ein Wachstumshormonmangel durch eine Störung der Hypophyse oder im Hypothalamus.	✗	
5. Eine mögliche Ursache für den Kleinwuchs ist der Wachstumshormonüberschuss bei Erkrankung der Hypophyse.		✗
6. Kleinwüchsige Kinder leiden häufig unter Stammfettsucht und Hypoglykämie.		✗

Tab. 8 Wachstumsstörungen *(Lösung)*

Ergänzung

Zu Aussage 2 Die Hyperthyreose ist eine mögliche **hormonelle Ursache für Hochwuchs.**

Zu Aussage 5 Eine mögliche Ursache für den **Hochwuchs** ist der Wachstumshormonüberschuss bei Erkrankung der Hypophyse.

Zu Aussage 6 Die benannten Symptome weisen auf ein **Cushing-Syndrom** hin. Das Cushing-Syndrom beschreibt die Wirkung eines chronisch erhöhten Kortisols und ist eine **Differenzialdiagnose** zum Kleinwuchs.

Siehe auch → Karte 25 *„Beurteilung der körperlichen Entwicklung"*

Entwicklungsverzögerungen und -störungen

Entwicklungsverzögerungen *(Retardierung)* beziehen sich auf die **Entwicklungsgeschwindigkeit.** Der Entwicklungsstand eines Kindes weicht von einer definierten Normentwicklung ab, kann jedoch unter günstigen Bedingungen und bei entsprechender Förderung wieder aufgeholt und wettgemacht werden.

Entwicklungsstörungen hingegen beschreiben **bleibende Beeinträchtigungen,** die unter Zuhilfenahme diagnostischer Methoden festgestellt werden und sich auf unterschiedliche Funktionsbereiche wie Motorik, Sprache, Kognition und Verhalten beziehen können.

Nennen Sie drei mögliche Ursachen für Entwicklungsstörungen und je ein Beispiel dazu.

Entwicklungsverzögerungen und -störungen

- Genetische Ursachen, z. B. Down-Syndrom, Klinefelter-Syndrom
- Vorgeburtliche (pränatale) Ursachen, z. B. Alkohol- und Drogenkonsum der Mutter
- Virusinfektionen, Plazentainsuffizienz, z. B. Rötelnembryopathie, Zytomegalie
- Ursachen während der Geburt (perinatal), z. B. Asphyxie, Vakuum-Extraktion, Aspiration
- Chronische Krankheiten, z. B. Epilepsie, Blutungskrankheiten, Muskelkrankheiten

Ergänzung

Als **entwicklungsfördernde Therapiekonzepte** eignen sich u. a. **Ergotherapie** (Förderung der Wahrnehmung und Feinmotorik) sowie **Logopädie** bei Sprachstörungen (Verbesserung von Kommunikationsfähigkeit und sozialer Integration). Darüber hinaus kommen **physiotherapeutische Maßnahmen** mit Anwendung spezieller Konzepte, z. B. Bobath, oder die Basale Stimulation® zum Einsatz.

Siehe auch → Karte 5 *„Entwicklungs- und Lebensabschnitte“* und → Karte 11 *„Vorsorgeuntersuchungen“*

Pubertätsentwicklung

Während der **Pubertät** entwickeln sich Mädchen und Jungen unter dem Einfluss von Geschlechtshormonen zu **geschlechtsreifen Frauen und Männern.** Die Hormonproduktion wird durch den Hypothalamus und die Hypophyse als übergeordnete Zentren reguliert.

Nennen Sie vier physiologische/psychologische Veränderungen während der Pubertät.

Pubertätsentwicklung

- Geschlechtsorgane wachsen, vermehrte Hormonproduktion
- Zunehmende geschlechtsspezifische Körperbehaarung durch hormonelle Einflüsse
- Auseinandersetzung mit den körperlichen Folgen der Sexualentwicklung
- Erste sexuelle Beziehungen, zum Teil Bindungen homoerotischer Art
- Protest gegen bisherige Autoritäten (Lehrer, Eltern, Schule)
- Hinwendung zu Peergroups
- Gefährdung durch Umwelteinflüsse, z. B. Alkohol, Drogen, Nikotin
- Manchmal abnormale psychische Reaktionen im Rahmen sogenannter Pubertätskrisen
- ♀ Menarche
- ♀ Brustwachstum
- ♂ Stimmbruch, der Adamsapfel tritt stärker hervor
- ♂ Bartwuchs
- ♂ Pollution

Ergänzung

Im Umgang mit Jugendlichen ist besondere **Sensibilität** gefragt. Schamgefühl und Eigenheiten im sozialen Kontakt sind nach Möglichkeit zu berücksichtigen. Es muss ein Vertrauensverhältnis bestehen, um Zugang zu dem Jugendlichen zu bekommen.

Abklärungsbedüftige Abweichungen während der Pubertät:

- Pubertas praecox: Auftreten sekundärer Geschlechtsmerkmale bei Mädchen vor dem 8. Lebensjahr
- Pubertas tarda: Fehlen sekundärer Geschlechtsmerkmale bis zum 14. Lebensjahr

Kind im Krankenhaus

Für Kinder und ihre Begleitperson ist der **Klinikaufenthalt** oftmals eine **hohe Belastung.** Kinder reagieren auf Unbekanntes häufig mit Angst und Abwehr. Pflegende sind in der Arbeit mit Kindern besonders gefordert, um den Krankenhausaufenthalt so angenehm wie möglich zu gestalten.

Nennen Sie vier Einflussfaktoren, die das Erleben des Krankenhausaufenthalts beeinflussen.

Kind im Krankenhaus

- Familienverhältnisse
- Spiel- und Schlafgewohnheiten
- Entwicklungsstand
- Vorbereitung auf die Aufnahme/vorausgegangene Erfahrungen mit Ärzten, Pflegepersonal, Krankenhäusern
- Dauer des Krankenhausaufenthalts
- Therapeutische/diagnostische Maßnahmen sowie der Zeitpunkt der Aufnahme (nachts eher ungünstig)

Ergänzung

Der Pflegeberuf erfordert im Umgang mit Kindern Grundkenntnisse, die eine **alters- und entwicklungsgerechte Versorgung** ermöglichen. Hierbei sind auch Eltern und Familie miteinzubeziehen.

- Ruhige und freundliche Atmosphäre schaffen → ruhige Stimme, Hektik vermeiden, Tempo der Abläufe dem Kind anpassen
- Kind und Eltern in Pflegehandlung miteinbeziehen, um Regression zu vermeiden
- Unangenehme Pflegehandlungen gemeinsam mit dem Kind und dessen Eltern vor- und nachbereiten, z. B. durch kindgerechtes Aufklären (Grundgedanke: Vorbereiten ist besser als vermeiden; Ehrlichkeit ist besser als verharmlosen)
- Sachliche Informationen im Vorfeld geben; Erleben berücksichtigen für zukünftige Handlungen
- Freiräume bieten für Genesung und Spiel; Ablenkung während der Untersuchung, z. B. Kuscheltier miteinbeziehen
- Untersuchungsbedingungen so angenehm wie möglich gestalten, z. B. Anwärmen von Instrumenten, Räumlichkeiten, Untersuchungen ggf. auf dem Arm/Schoß eines Elternteils ermöglichen etc.

Siehe auch → Karte 12 *„Each-Charta"* und → Karte 45 *„Präoperative psychische Begleitung von Kindern"*

Förderung der Eltern-Kind-Beziehung (Bonding)

Bonding bezeichnet das emotionale **Band zwischen dem Kind und seinen Eltern.** Es ist die erste Beziehung, auf die sich ein neugeborenes Kind einlässt. Bonding ist ein **Prozess** und kein isoliertes Ereignis. Die innere Bindung der Eltern an ihr Kind ist biologisch gesehen die wichtigste und stärkste Bindung, die ein Mensch eingeht. Das Überleben des menschlichen Neugeborenen, das noch nicht für sich selbst sorgen kann, hängt existenziell vom Gelingen dieser Beziehung ab.

Erläutern Sie fünf Vorteile des direkten Hautkontakts zwischen Mutter und Kind im Sinne des Bondings nach der Geburt.

Förderung der Eltern-Kind-Beziehung (Bonding)

- Erholung vom Geburtsstress und Schmerz wird ermöglicht, Hautkontakt erleichtert gleichzeitig die Anpassung des Kindes an die extrauterine Welt.
- Unterstützung der Temperaturregulierung durch direkten Hautkontakt.
- Beruhigung: Kinder schreien weniger und sind entspannter, Atemprobleme treten seltener auf.
- Förderung der Stillbeziehung: Der direkte Hautkontakt erleichtert das erste Stillen und führt zu einem früheren Saugen und einer effektiveren Saugtechnik.
- Während des Bondings schüttet die Mutter das Hormon Oxytocin aus, das die Kontraktion des Uterus und damit die schnelle Geburt der Plazenta fördert, späteren Nachblutungen wird vorbeugt.

Ergänzung

Sollte nach der Geburt eine Trennung des Kindes von der Mutter unvermeidlich sein, wie etwa bei einem Kaiserschnitt in Vollnarkose, so ist der beste Platz für das Kind auf der **Brust seines Vaters** mit Hautkontakt.

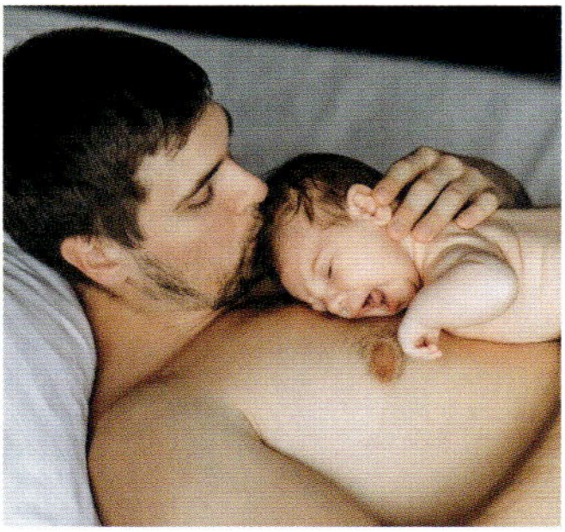

Vorsorgeuntersuchungen

Jedes Kind hat einen **gesetzlichen Anspruch** auf regelmäßige Vorsorgeuntersuchungen. Momentan sind **elf Vorsorgeuntersuchungen** (U1 bis U9) bis zur Einschulung vorgesehen, die Jugendgesundheitsuntersuchungen (J1 und J2) enden mit dem 17. Lebensjahr. Die erhobenen Befunde werden in einem Kinder-Untersuchungsheft dokumentiert („gelbes Heft“).

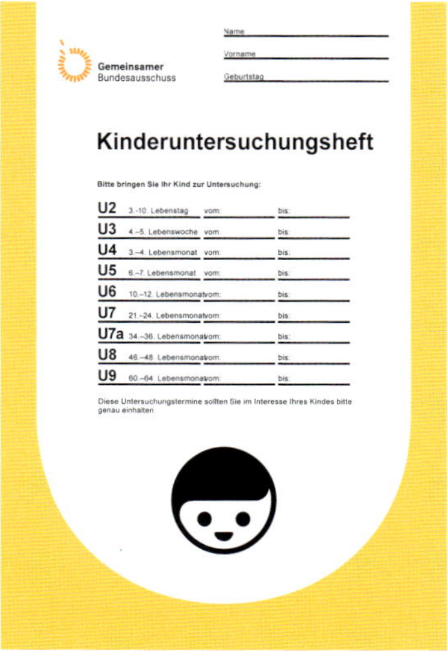

Gemeinsamer Bundesausschuss

Name

Vorname

Geburtstag

Kinderuntersuchungsheft

Bitte bringen Sie Ihr Kind zur Untersuchung:

U2	3.-10. Lebenstag	vom:	bis:
U3	4.-5. Lebenswoche	vom:	bis:
U4	3.-4. Lebensmonat	vom:	bis:
U5	6.-7. Lebensmonat	vom:	bis:
U6	10.-12. Lebensmonat	vom:	bis:
U7	21.-24. Lebensmonat	vom:	bis:
U7a	34.-36. Lebensmonat	vom:	bis:
U8	46.-48. Lebensmonat	vom:	bis:
U9	60.-64. Lebensmonat	vom:	bis:

Diese Untersuchungstermine sollten Sie im Interesse Ihres Kindes bitte genau einhalten

Nennen Sie drei zentrale Ziele der Vorsorgeuntersuchungen und geben Sie die damit verbundenen Schwerpunkte der Untersuchungen an.

Vorsorgeuntersuchungen

Ziele:

- Frühzeitige Erfassung von Krankheiten
- Bemerken von Entwicklungsstörungen
- Zeitnahe Behandlung, bevor sich bleibende Schäden einstellen

Schwerpunkte:

- Körpermaße und Normabweichungen
- Reflexe
- Körperliche und psychomotorische Entwicklung
- Sprach- und Sozialentwicklung
- Sauberkeitsentwicklung
- Schulleistungsstörungen (Konzentration, ADHS etc.)
- Sexuelle Entwicklung
- Suchtprävention
- Seh- und Hörtest
- Zahn-, Mund- und Kieferentwicklung

Ergänzung

Zentraler Bestandteil der Vorsorgeuntersuchungen sind Prophylaxen und Impfungen vor allem im 1. Lebensjahr.

- **Rachitisprophylaxe:** Vorbeugung einer Vitamin-D-Mangelrachitis, wird in der Regel ab dem 10. Lebenstag empfohlen.
- **Kariesprophylaxe:** Prophylaktische Gabe von Fluorid bis zum 3. Lebensjahr führt zu einem gehärteten Zahnschmelz und damit einer geringeren Karieshäufigkeit.
- **Vitamin-K-Prophylaxe:** Einige Gerinnungsfaktoren werden in der Leber unter Einfluss von Vitamin K gebildet. Da Vitamin K mit der Muttermilch nur unzureichend zugeführt wird und die Leber des Neugeborenen noch unreif ist, kann es zu einem Mangel an Gerinnungsfaktoren kommen. Um einer Blutungsneigung vorzubeugen, werden bei der U1, U2 und der U3 je 2 mg Vitamin K verabreicht.

Siehe auch → Karte 7 *„Entwicklungsverzögerungen und -störungen“*

Each-Charta

Die **Each-Charta** beschreibt in zehn Punkten die **Rechte aller Kinder** vor, während und nach einem Krankenhausaufenthalt. Die Each-Charta wurde erstmals 1988 in Leiden (Niederlande) verabschiedet und wird seitdem kontinuierlich weiterentwickelt.

Nennen Sie zwei zentrale Ziele der Each-Charta.

Each-Charta

- Die in der Each-Charta beschriebenen Rechte und alle daraus abzuleitenden Maßnahmen haben das Ziel, den Interessen der Kinder zu dienen und ihr Wohlergehen zu fördern.
- Die aufgeführten Rechte gelten für alle kranken Kinder, unabhängig von ihrer Erkrankung, ihrem Alter oder einer Behinderung, ihrer Herkunft oder ihrem sozialen oder kulturellen Hintergrund.

Ergänzung

Die zehn Punkte der EACH-Charta stehen im Einklang mit den **Rechten der Kinderrechtskonvention** der Vereinten Nationen (1989), die sich auf Kinder und Jugendliche im Alter von 0 bis 18 Jahren beziehen.

Siehe auch → Karte 9 „*Kind im Krankenhaus*“

Rechtliche Besonderheiten bei der Pflege und Behandlung von Kindern

Pflegepersonen sind durch ihre Tätigkeit im Krankenhaus vertraglich verpflichtet, die ihnen anvertrauten Kinder – trotz eventueller Mitaufnahme der Eltern – zu beaufsichtigen **(Aufsichtspflicht).** Im Klinikalltag finden häufig Pflegehandlungen statt, die juristisch als Körperverletzung gelten. Hierzu zählen z. B. Schneiden der Nägel, Blutentnahme etc. Daher ist es notwendig, im Vorfeld das **Einverständnis der Eltern** einzuholen und dieses schriftlich festzuhalten.

Kreuzen Sie in → Tab. 9 an, ob die jeweilige Aussage richtig oder falsch ist.

	Richtig	Falsch
1. Wird eine lebensnotwendige Behandlung durch die Eltern abgelehnt, so kann das Jugendamt vorübergehend die Pflegschaft übernehmen.		
2. Auch in akuten Situationen bedarf es unter allen Umständen der Einwilligung der Eltern zur Durchführung von Maßnahmen.		
3. Erst ab dem 16. Lebensjahr geht man von der sogenannten Einsichtsfähigkeit des Jugendlichen aus, sodass dieser in Entscheidungen einbezogen werden kann.		
4. Beide Eltern sollten in die geplante Intervention einwilligen. Es genügt jedoch die Einwilligung eines Elternteils, wenn eine Bevollmächtigung des Partners vorliegt oder es sich um einen harmlosen Eingriff handelt.		

Tab. 9 Gesetzliche Vorschriften

Rechtliche Besonderheiten bei der Pflege und Behandlung von Kindern

Gesetzliche Vorschriften, die bei der Pflege von Kindern und Jugendlichen zu beachten sind, → Tab. 10.

	Richtig	Falsch
1. Wird eine lebensnotwendige Behandlung durch die Eltern abgelehnt, so kann das Jugendamt vorübergehend die Pflegschaft übernehmen.	✗	
2. Auch in akuten Situationen bedarf es unter allen Umständen der Einwilligung der Eltern zur Durchführung von Maßnahmen.		✗
3. Erst ab dem 16. Lebensjahr geht man von der sogenannten Einsichtsfähigkeit des Jugendlichen aus, sodass dieser in Entscheidungen einbezogen werden kann.		✗
4. Beide Eltern sollten in die geplante Intervention einwilligen. Es genügt jedoch die Einwilligung eines Elternteils, wenn eine Bevollmächtigung des Partners vorliegt oder es sich um einen harmlosen Eingriff handelt.	✗	

Tab. 10 Gesetzliche Vorschriften *(Lösung)*

Ergänzung

Zu Aussage 2 Sofern keine Einwilligung der Eltern eingeholt werden kann, **kann der Arzt über eine Behandlung entscheiden,** z. B. im Rahmen einer Notfallsituation, wenn die Eltern nicht erreichbar sind oder ein Gerichtsbescheid zu lang dauern würde.

Zu Aussage 3 Eine Person gilt als einsichtsfähig, wenn sie die **Art und den Umfang einer Maßnahme verstehen** kann. Daher können Kinder ab einem Alter von 12 Jahren in die Entscheidung eingebunden werden. Voraussetzung hierfür ist eine ihrem Alter entsprechende Aufklärung. Die Entscheidung, ob ein Jugendlicher mit entscheiden darf, obliegt dem behandelnden Arzt. In jedem Fall ist für eine Intervention die Einwilligung der Eltern erforderlich.

Isolierung eines Kindes

Wenn ein Kind mit Verdacht auf eine **Infektionserkrankung** in der Klinik untersucht und aufgenommen wird, sind entsprechende **Isolierungsmaßnahmen** einzuleiten. Hierzu zählt ein gesondertes Aufnahmezimmer, in der Regel erfolgt die Anmeldung per Türklingel. Die weitere Versorgung des Kindes findet meist auf einer speziell eingerichteten Isolierstation statt.

Nennen Sie vier hygienische Maßnahmen, die bei der Versorgung eines infektiösen Kindes von Bedeutung sind.

Isolierung eines Kindes

- Einrichten einer Schleuse
- Anlegen von Schutzkleidung wie Schutzkittel, Schutzhandschuhen, Mund-Nasen-Schutz (bei Gefahr von aerogener Ansteckung) vor der Versorgung
- Entsorgung von Wäsche, Abfall und Essgeschirr unter Einhaltung spezieller Hygienevorschriften
- Vorbereiten des Patientenzimmers, in dem sich nur benötigte Betten, Möbel (möglichst keine Vorhänge) und Materialien für den Tagesbedarf befinden sollten. Das Kind darf das Patientenzimmer darf nur mit Genehmigung des Arztes verlassen, um eine Ansteckung anderer Patienten zu vermeiden
- Anbringen eines Informationsschilds an der Zimmertür
- Anbieten von Beschäftigungsmöglichkeiten wie Musik und abwaschbaren Spielsachen, z. B. Bausteinen
- Beobachtung des Kindes über Monitoring oder Sichtfenster und regelmäßige pflegerische Visiten
- Information des Kindes (je nach Alter), der Eltern und Besucher über die erforderlichen Hygienemaßnahmen, z. B. Schutzkittel, Mundschutz etc., bei Verlassen des Patientenzimmers

Ergänzung

Jede Isolation führt bei Kindern zu **Ängsten** und dem **Gefühl, ausgegrenzt zu sein.** Jüngere Kindern glauben eventuell, mit der Maßnahme bestraft zu werden. Eltern empfinden infektiöse Erkrankungen der Kinder als beschämend und haben Schuldgefühle.

Ziele der Patientenbeobachtung

Die **Patientenbeobachtung** beruht auf der Basis von Fachkenntnissen. Hierbei wird der **physische und psychische Zustand** eines Patienten sowie dessen Umgebung wahrgenommen, um unter Berücksichtigung von Ressourcen entsprechende pflegerische Interventionen durchzuführen. Pflegepersonen nehmen bei der Patientenbeobachtung eine zentrale Rolle ein, da sie viel Zeit im direkten Patientenkontakt verbringen.

Nennen Sie vier Ziele der Patientenbeobachtung.

Ziele der Patientenbeobachtung

- Allgemeinzustand und Befinden des Patienten erkennen
- Pflegeprobleme und Ressourcen des Patienten ermitteln
- Wünsche, Bedürfnisse, Sorgen und Ängste des Patienten wahrnehmen
- Förderung von Wohlbefinden und Selbstständigkeit, Unterstützung der Diagnosestellung
- Rechtzeitiges Erkennen von Gefahren und Komplikationen, wodurch die Patientensicherheit gewährleistet wird
- Krankheitsverlauf einschätzen und Evaluation von pflegerischen sowie therapeutischen Maßnahmen

Ergänzung

Die systematisch durchgeführte Patientenbeobachtung ist entsprechend zu dokumentieren. Eine **fachgerechte Dokumentation** ist aus juristischen Gründen und aus Gründen der Nachvollziehbarkeit erforderlich. Die Ergebnisse der Beobachtung sind in Fachsprache, leserlich und mit Handzeichen sowie Zeitangaben lückenlos sowie dokumententauglich zu dokumentieren.

Siehe auch → Karte 16 „*Beobachtungskriterien*"

Beobachtungskriterien

In der Pädiatrie hat die **pflegerische Beobachtung** einen zentralen Stellenwert, da die Patienten je nach Alter und Entwicklung nur eingeschränkt in der Lage sind, ihre Bedürfnisse verbal mitzuteilen.

Zählen Sie sechs Beispiele für pflegerische Beobachtungskriterien in der Pädiatrie auf.

Beobachtungskriterien

- Vitalzeichen (Puls, Blutdruck, Atmung, Temperatur)
- Haut, Schleimhäute und Hautanhangsgebilde sowie der allgemeine Pflegezustand
- Füllungszustand der Fontanelle
- Körpermaße wie Gewicht, Körpergröße und Kopfumfang (Perzentile)
- Ernährungsgewohnheiten sowie Ess- und Trinkgewohnheiten
- Psychische Verfassung, Spiel- und Beschäftigungsverhalten
- Kommunikationsverhalten und nonverbaler Ausdruck
- Familiäre Interaktionen sowie die Beziehung zwischen Eltern und Kind
- Motorische und kognitive Entwicklung
- Bewusstseinslage
- Schmerz
- Wundzustand

Siehe auch → Karte 15 *„Ziele der Patientenbeobachtung"*

Kindesmisshandlung

Insbesondere Säuglinge und Kleinkinder werden oftmals Opfer von Misshandlungen. Diese werden in der Regel von Erziehungsberechtigten oder nahen Verwandten ausgeübt und hinterlassen meist bleibende psychische Beeinträchtigungen. Es werden unterschiedliche Formen der Kindesmisshandlung unterschieden: aktive Kindesmisshandlung durch körperliche Gewaltanwendung, passive Kindesmisshandlung durch Vernachlässigung, sexueller Missbrauch sowie seelische Misshandlung.

Welche körperlichen und seelischen Auffälligkeiten können auf eine Kindesmisshandlung hinweisen? Zählen Sie sechs mögliche Anzeichen auf.

Kindesmisshandlung

Körperliche Auffälligkeiten:

- Hämatome unterschiedlichen Alters
- Striemen, Biss- und Würgespuren sowie Gürtelabdrücke
- Ausgerissene Haare
- Verbrühungen, Verbrennungen, Abdrücke brennender Zigaretten
- Gedeihstörungen
- Multiple Frakturen, subdurale Hämatome
- Veränderung im Genitoanalbereich (Entzündungen, erniedrigter Tonus des Afterschließmuskels)

Seelische Auffälligkeiten:

- Häufig verängstigte, verschlossene oder übermäßig angepasste Kinder
- Nicht altersgemäße sexualisierte Sprache oder Gestik
- Weitere Verhaltensänderungen und Auffälligkeiten (von fremden Personen, die das Kind nicht kennen, häufig nur schwer feststellbar)

Ergänzung

Kindesmisshandlung wird auch als **Battered-Child-Syndrom** (BCS; engl. *battered child* = schlimm zugerichtetes, misshandeltes Kind) bezeichnet.

Es handelt sich dabei um einen **schwerwiegenden Verdacht,** der einen besonderen, sensiblen Umgang mit der Thematik und möglichen Anschuldigungen erfordert. Die betreuenden Ärzte werden dem Verdacht auf eine mögliche Kindesmisshandlung nachgehen und professionelle Ansprechpartner wie das örtliche Jugendamt, die Gerichtsmedizin und den Kinderschutzbund informieren.

Atembeobachtung

Zu den **Leitsymptomen der Atemwegserkrankungen** zählen Dyspnoe und Tachypnoe, Zyanose, Husten und Auswurf sowie Veränderung der Atemgeräusche.
Bei einer vermehrten Atemarbeit gegen einen hohen Atemwegswiderstand können sich **Einziehungen** zwischen Haut und Gewebe zeigen. Sie können besonders bei Säuglingen mit einer Atembehinderung beobachtet werden.

Zählen Sie fünf Einziehungen und deren Lokalisationen auf. Verwenden Sie dabei die Fachbegriffe.

Atembeobachtung

- Juguläre Einziehungen: atemabhängige Hauteinziehungen im Bereich des Halses durch erhöhte Aktivität des Musculus sternocleidomastoideus
- Klavikuläre Einziehungen: Einziehungen im Bereich des Schlüsselbeins
- Interkostale Einziehungen: sichtbares Einsinken der Zwischenrippenräume
- (Supra)sternale Einziehungen: Einziehungen im Bereich des Brustbeins/ unmittelbar über dem Brustbein (Drosselgrube)
- Epigastrische oder substernale Einziehungen: Einziehungen der Bauchwand in der Magen- bzw. Oberbauchgegend

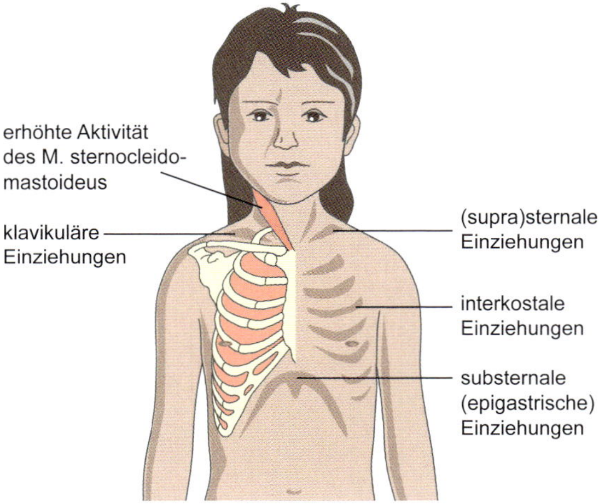

Ergänzung

Bei Säuglingen kann z.B. im Rahmen einer Pneumonie das sogenannte **Nasenflügeln** auftreten. Darunter werden heftige Bewegungen der Nasenflügel verstanden, die synchron mit der Atmung auftreten und als Zeichen der Atemnot gelten.

Atemerleichternde Maßnahmen

Zahlreiche **Atemwegserkrankungen** bedingen eine vermehrte und/oder zähflüssige **Sekretion.** Diese sind häufig Auslöser von Infektionen, da sie die Ausbreitung von Krankheitserregern erleichtern. Eine **Sekretolyse** ist erforderlich, um die Atemsituation zu verbessern.

Nennen Sie vier sekretlockernde Maßnahmen, die in der Pädiatrie angewendet werden können.

Atemerleichternde Maßnahmen

- Atemstimulierende Einreibung (ASE)
- Flüssigkeitszufuhr
- Effektives Abhusten unterstützen (Huffing)
- Inhalation
- Raumluftbefeuchtung
- Brust- und Quarkwickel
- Positionierung, z. B. V-A-T-I-Positionierung, Drainagepositionierung beim Säugling
- Abklopfen und Vibration

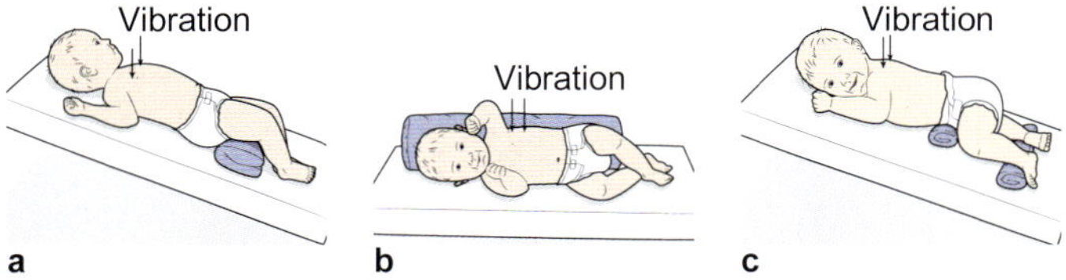

Ergänzung

Cave: Bei Säuglingen und Kleinkindern dürfen **keine ätherischen Öle** angewendet werden, da diese durch Reizung und Verkrampfung der Atemwege zu Atemnot führen können. Bei Kindern müssen die **Positionierungshilfsmittel** dem Alter und der Größe des Kindes angepasst werden (bei Säuglingen z. B. Waschlappen oder Stoffwindeln verwenden).

Die **Vibrationsmassage** kann mit der Hand oder einem Vibrationsgerät durchgeführt werden (z. T. elektrische Zahnbürste bei Säuglingen).

Pulsmessung

Die manuelle **Pulsmessung** wird als „Puls fühlen" oder „Puls tasten" bezeichnet. Beurteilt wird der Puls nach **Frequenz, Rhythmus und Qualität.** Das Ertasten des Pulses erfordert Konzentration, Sensibilität und Erfahrung. Er lässt sich am ehesten tasten, wenn die Arterie gegen einen Widerstand gedrückt werden kann, z. B. gegen einen Knochen, Muskel oder eine Sehnenplatte. Bei Kindern unter 2 Jahren ist die beim Erwachsenen am häufigsten gewählte Pulsmessstelle, die A. radialis, oftmals aufgrund von Fettpolstern weniger gut geeignet.

Zeichnen Sie in der Abbildung die möglichen Messstellen zur Pulsbestimmung bei einem Säugling ein und benennen Sie das entsprechende Gefäß.

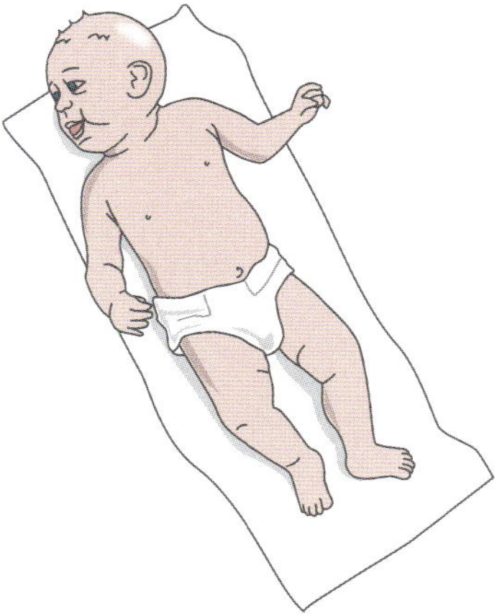

Pulsmessung

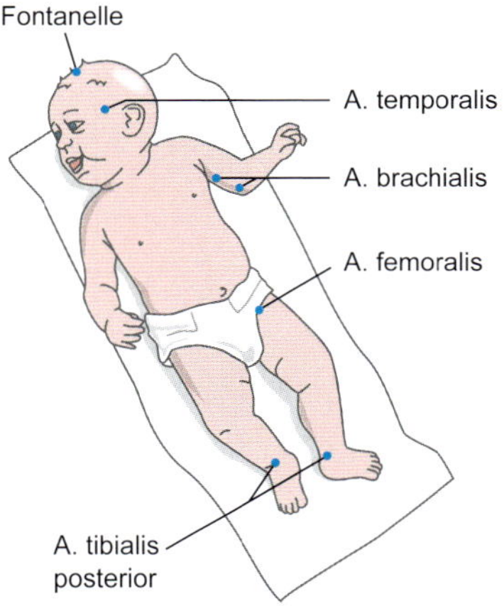

Ergänzung

Die **Herzfrequenz** schwankt bei Kindern stärker als bei Erwachsenen, da sie stärker auf Belastungen wie körperliche Anstrengung, Fieber oder Anspannung reagieren. Ihre Herzfrequenz kann bei bis zu 200 Schlägen/Min. liegen. Bei Säuglingen mit schwer zu ertastendem Puls kann ein **Stethoskop** zur Bestimmung der Herzfrequenz zu Hilfe genommen werden.

Messung der Körpertemperatur

Die **Häufigkeit der Temperaturkontrolle** ist je nach Indikation von Patient zu Patient unterschiedlich. Grundsätzlich bestimmen Krankheitsbild und Ausgangswert die Häufigkeit der Temperaturkontrollen. Mithilfe der Temperaturkontrollen zieht die Pflegeperson Rückschlüsse auf eine Erkrankung und beurteilt die Auswirkung pflegerischer Maßnahmen.

Zählen Sie fünf Indikationen für die Messung der Körpertemperatur auf.

Messung der Körpertemperatur

- Ermittlung eines Ausgangs- und Vergleichswerts, z. B. bei der Aufnahme
- Vor und nach Operationen
- Folgemessungen bei einer rektalen Temperatur > 37,5 °C
- Infektionskrankheiten zur Bestimmung und Therapie von Fieberspitzen
- Kontrolle der Wirksamkeit therapeutischer Maßnahmen, z. B. Fiebersenkung, Antibiotikatherapie
- Gefahr von Temperaturschwankungen und Untertemperatur, z. B. bei Frühgeborenen (bei Frühgeborenen ist aufgrund eines unausgereiften Wärmeregulationszentrums der Wärmeverlust noch stärker ausgeprägt als bei Säuglingen)
- Bei kranken Säuglingen und Kleinkindern wegen der Gefahr eines schnellen Fieberanstiegs (Fieberkrampf!)
- Bei immunsupprimierten Kindern
- Erkennung von Durchblutungsstörungen und Zentralisation, z. B. bei einer Sepsis

Ergänzung

Neugeborene und Säuglinge können keine Wärme durch Kältezittern bilden, besitzen jedoch besondere Fettdepots zur Kälteabwehr. Kennzeichend für Neugeborene und Säuglinge ist außerdem ihr **hoher Wärmeverlust.** Im Verhältnis zur Körpermasse besitzen sie eine sehr große Körperoberfläche. Vor allem über den Kopf, der ein Viertel der Körperoberfläche ausmacht, geht viel Wärme verloren. Zusätzlich ist das subkutane Fettgewebe zur Wärmeisolation geringer ausgeprägt. Daher müssen Frühgeborene, Neugeborene und Säuglinge besonders gut vor einer Auskühlung geschützt werden.

Siehe auch → Karte 86 *„Fieberkrampf"*

Säuglingsbad

Ein Bad dient nicht nur die Reinigung und Beobachtung des Kindes, sondern fördert gleichzeitig die **Durchblutung, Körperwahrnehmung** und **Entspannung.** Darüber hinaus werden dem Säugling durch das Baden Bewegungserfahrungen ermöglicht.
In der Regel ist ein Bad pro Woche für das Kind zur Reinigung ausreichend, da die Haut besonders empfindlich ist und durch zu häufigen Wasserkontakt schneller austrocknet.

Worauf achten Sie bei der Durchführung eines Neugeborenen-/Säuglingsbads? Beschreiben Sie vier Aspekte.

Säuglingsbad

- Regulation der Wassertemperatur mittels Badethermometer, die empfohlene Temperatur beträgt 36–38 °C (im höheren Lebensalter wird diese Temperatur häufig als kühl empfunden und kann nach Belieben variiert werden). Wasserhahn zum Fußende des Kindes drehen, sodass nachtropfendes Wasser nicht auf Gesicht oder Oberkörper trifft.
- Badezusatz: nicht zwingend erforderlich, sollte ohne Alkohol, Duft- und Konservierungsstoffe sein, da die erhöhte Durchlässigkeit der Säuglingshaut zu einer erhöhten Resorption von chemischen Stoffen führt.
- Badedauer bei Säuglingen von 3–5 Min., bei Kleinkindern von 5–8 Min. beachten, um sie vor Auskühlung zu schützen (Ausnahme: medizinisch verordnete Bäder).
- Sichere Fixierung des Kindes, um zu verhindern, dass das Kind aus der Wanne fällt oder untertaucht → ständige Beaufsichtigung erforderlich.
- Je nach Alter entsprechende Einbeziehung des Kindes sowie Kommunikation.
- Für eine ausreichende Wärme- und Lichtquelle (Wärmelampe, Raum heizen etc.) sorgen, um eine kontinuierliche Beobachtung durchführen zu können.

Ergänzung

Nach dem Baden bietet sich eine **Nagelpflege** an, da die Nägel nun weicher sind und leichter geschnitten werden können. Bei Neugeborenen werden in den ersten 4 Wochen die Nägel nicht geschnitten, da sie noch weich sind und sich von selbst abschilfern.

Nabelpflege

Bei der Geburt wird das Neugeborene von der Nabelschnur getrennt, die das Kind mit der Plazenta (Mutterkuchen) verbindet und die Versorgung während der Schwangerschaft sicherstellt. Der verbleibende **Nabelschnurrest** trocknet ein und fällt nach ca. 7 Tagen ab. Die Nabelklemme verbleibt, bis der Nabelschnurrest abfällt. Die **Nabelpflege** fördert das Eintrocknen des Nabelschnurrests und beugt Infektionen vor.

Kreuzen Sie in → Tab. 11 an, ob die jeweilige Aussage richtig oder falsch ist.

	Richtig	Falsch
1. Nabelpflege sollte 1-mal tgl. bei der Körperpflege erfolgen sowie zusätzlich bei Bedarf (z. B. Kontamination mit Urin/Stuhl, Sekretion am Nabel).		
2. Die Nabelversorgung findet ausschließlich mit feuchten Verbänden statt.		
3. Zur Durchführung der Nabelpflege werden folgende Materialien benötigt: sterile Handschuhe, unsterile Schlitzkompressen, Pflasterstreifen und ein alkoholisches Desinfektionsmittel.		
4. Die Wunde wird gründlich auf Infektionszeichen wie Rötung, Schwellung, Sekretion inspiziert und beurteilt. Die Nabelschnurwunde wird mit einer sterilen Schlitzkompresse versorgt.		

Tab. 11 Nabelpflege

Nabelpflege

Nabelpflege → Tab. 12.

	Richtig	Falsch
1. Nabelpflege sollte 1-mal tgl. bei der Körperpflege erfolgen sowie zusätzlich bei Bedarf (z. B. Kontamination mit Urin/Stuhl, Sekretion am Nabel).	✗	
2. Die Nabelversorgung findet ausschließlich mit feuchten Verbänden statt.		✗
3. Zur Durchführung der Nabelpflege werden folgende Materialien benötigt: sterile Handschuhe, unsterile Schlitzkompressen, Pflasterstreifen und ein alkoholisches Desinfektionsmittel.		✗
4. Die Wunde wird gründlich auf Infektionszeichen wie Rötung, Schwellung, Sekretion inspiziert und beurteilt. Die Nabelschnurwunde wird mit einer sterilen Schlitzkompresse versorgt.	✗	

Tab. 12 Nabelpflege *(Lösung)*

Ergänzung

Zu Aussage 1 Die Windel sollte unterhalb des Nabels geschlossen werden, um ein feuchtes Milieu sowie eine Verschmutzung des Nabels zu vermeiden.

Zu Aussage 2 Neben der Möglichkeit des feuchten Verbands (Verband mit Desinfektionsmittel) existiert je nach hausinternem Standard **auch die Möglichkeit des geschlossenen/trockenen Verbands.**

Zu Aussage 3 Zur Durchführung genügen **unsterile Handschuhe,** die **Schlitzkompressen** sollten jedoch **steril** sein. Ein **Pflasterstreifen ist in der Regel nicht notwendig,** da die Kompresse locker um den Nabelschnurrest gewickelt wird. Es genügt die Anwendung von **Kochsalz 0,9 %** oder **alkoholfreiem Schleimhautdesinfektionsmittel.**

Intimsphäre/Scham bei Kindern und Jugendlichen

Die **Körperpflege** stellt eine **intime Begegnung** zwischen Patienten und Pflegenden dar und erfordert ein hohes Maß an Einfühlungsvermögen. Die Durchführung der Haut- und Körperpflege überschreitet Grenzen und weckt auf beiden Seiten Unsicherheitsgefühle. Das **Schamgefühl** entwickelt sich beim Kind bereits im Kindergartenalter und muss ebenso beachtet werden wie beim Erwachsenen. Die Entwicklung des Schamgefühls hängt vor allem vom Umgang mit Scham in der Familie ab.

Nennen Sie vier geeignete Maßnahmen, um die Intimsphäre im Kindesalter zu wahren.

Intimsphäre/Scham bei Kindern und Jugendlichen

- Sichtschutz (auch vor anderen Kindern/Jugendlichen) bei der Durchführung von intimen und schambesetzten Tätigkeiten; Vorhänge schließen
- Handschuhe verwenden bei der Intimpflege
- Nur Körperteile entblößen, die zu waschen sind
- Berührungen am Körper vorher ankündigen und Vorgehen erläutern, um Erlaubnis fragen und das Kind/den Jugendlichen informieren
- Wünsche nach einer gleichgeschlechtlichen Pflegeperson vor allem in der Pubertät berücksichtigen
- Vertrauensbeziehung aufbauen
- Eltern in die Maßnahme integrieren oder Übernahme der Maßnahme durch Eltern mit entsprechender Anleitung ermöglichen

Beurteilung der körperlichen Entwicklung

Um die körperliche Entwicklung des Kindes zu beurteilen und mögliche Störungen rechtzeitig zu bemerken, werden bei jeder Vorsorgeuntersuchung folgende Messgrößen erfasst: **Körpergewicht, Körpergröße und Kopfumfang.** Die ermittelten Werte werden in **Somatogrammen** erfasst, die aus Perzentilenkurven bestehen.

Erklären Sie anhand des abgebildeten Somatogramms dessen Bedeutung und Aussagekraft.

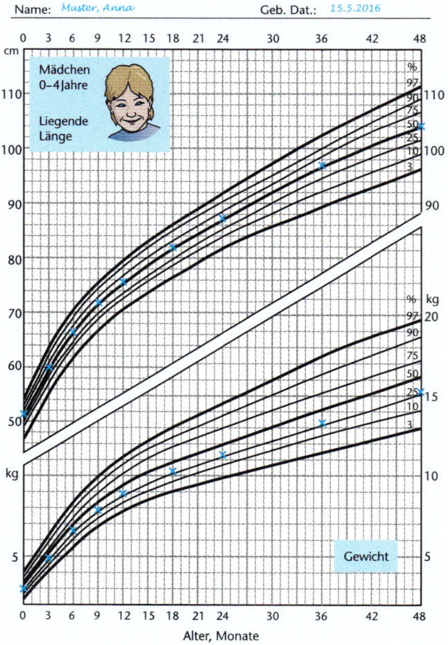

Beurteilung der körperlichen Entwicklung

Somatogramme werden mittels Vermessung zahlreicher gesunder Kinder erstellt. Innerhalb der Somatogramme kann mithilfe von Perzentilenkurven der Prozentrang ermittelt werden.
Das dargestellte Somatogramm zeigt, dass die Körpergröße in Relation zum Alter auf der 50. Perzentile liegt. Dies bedeutet, dass 50 % der Kinder gleich groß sind und 50 % größer oder kleiner als das hier mit seinen Messwerten eingetragene Mädchen.
Das untere Somatogramm zeigt die Gewichtsperzentile, der vorliegende Messwert befindet sich auf der 25. Perzentile. Dies bedeutet, dass 25 % aller Kinder dieses Gewicht in Relation zum Alter haben.

Ergänzung

Definitionsgemäß liegt der **Normbereich** zwischen der 3. und 97. Perzentile. Abweichungen nach oben bzw. unten müssen ärztlich abgeklärt werden. Bei Kindern sind Körpergewicht und Körperlänge die wichtigsten Parameter für ein physiologisches Gedeihen.
Zur **Ermittlung der Körpergröße** gibt es in der Pädiatrie unterschiedliche Möglichkeiten, so stehen z. B. Messleisten, -schalen, -mulden sowie spezielle Säuglingswaagen zur Verfügung.
Als **Faustregel** gilt, dass Kinder mit etwa 6 Monaten ihr Geburtsgewicht verdoppelt haben sollten und bis zum Ende des 1. Lebensjahrs eine Verdreifachung des Geburtsgewichts vorliegen sollte.

Siehe auch → Karte 6 *„Wachstumsstörungen“* und → Karte 26 *„Dystrophie und Adipositas“*

Dystrophie und Adipositas

Das **Körpergewicht** wird auch von genetischen, umwelt-, entwicklungs- und ernährungsbedingten **Einflussfaktoren** bestimmt. Das physiologische Körpergewicht unterliegt daher **großen Schwankungen.** Eine deutliche Abweichung des physiologischen Körpergewichts (Dystrophie/Adipositas) ist ein ernst zu nehmendes Alarmsignal.

Nennen Sie je vier Ursachen der Dystrophie und der Adipositas.

Dystrophie und Adipositas

Ursachen der Dystrophie:

- Psychosoziale Gründe
- Chronische Organstörungen
- Mangel- oder Fehlernährung
- Nahrungsverwertungsstörung, z. B. zystische Fibrose, Zöliakie
- Intestinale Störungen, z. B. Durchfälle, Nahrungsunverträglichkeiten etc.
- Onkologische Erkrankungen
- Stoffwechselstörungen, z. B. Hyperthyreose oder Diabetes mellitus

Ursachen der Adipositas:

- Bewegungsmangel
- Genetische Faktoren
- Essverhalten
- Hormonelle Störungen, z. B. Hypothyreose, Prader-Will-Syndrom

Ergänzung

Grenzwerte für Übergewicht und Adipositas bei Kindern und Jugendlichen:
Übergewicht: BMI oberhalb der 90. Perzentile
Adipositas: BMI oberhalb der 97. Perzentile

Siehe auch → Karte 25 *„Beurteilung der körperlichen Entwicklung“*

Stuhlgang des Säuglings

Färbung und Frequenz des Stuhlgangs hängen stark von **Ernährung, Alter** und **persönlichen Gewohnheiten** ab. Neugeborene sollten innerhalb der ersten 24–36 Std. den ersten Stuhlgang, das sogenannte **Mekonium,** mit einer zäh-klebrigen Konsistenz und einer grün-schwarzen Farbe (daher auch Kindspech genannt) absetzen. Es besteht aus eingedickter Galle, Lanugobehaarung (Haarflaum, der den Fetus bedeckt), Darmepithelien und Fruchtwasser.
Wird das Neugeborene/der Säugling mit Muttermilch ernährt, können **physiologische Farbveränderungen** auftreten.

Ordnen Sie in → Tab. 13 die jeweilige Ursache der physiologischen Farbabweichung des Stuhls zu.

Farbabweichung	Ursache
1. Leuchtend hellgrün	a) Nur teilweise verdaute Muttermilch durch zu schnelle Verdauung, z. B. bei Kaffeegenuss der Mutter oder Darmstörung des Säuglings nach Medikamenteneinnahme
2. Gelb-grün	b) Eisensubstitution bei Mutter oder Kind
3. Gelb-weißlich	c) Fototherapie bei Hyperbilirubinämie
4. Dunkel, schwärzlich gefärbt	d) Beimengungen verschluckten Bluts, z. B. bei wunden Brustwarzen der Mutter
5. Dunkelgrün, flüssig	e) Chlorophyllhaltige Nahrung der Mutter, z. B. Salat, Spinat
6. Schwarz (Teerstuhl)	f) Oxidation (Reaktion mit Sauerstoff) nach längerem Verbleib in der Windel

Tab. 13 Physiologische Farbabweichungen des Säuglingsstuhls

Stuhlgang des Säuglings

Ursachen für physiologische Farbabweichungen des Säuglingsstuhls → Tab. 14.

Farbabweichung	Ursache
1. Leuchtend hellgrün	e) Chlorophyllhaltige Nahrung der Mutter, z. B. Salat, Spinat
2. Gelb-grün	f) Oxidation (Reaktion mit Sauerstoff) nach längerem Verbleib in der Windel
3. Gelb-weißlich	a) Nur teilweise verdaute Muttermilch durch zu schnelle Verdauung, z. B. bei Kaffeegenuss der Mutter oder Darmstörung des Säuglings nach Medikamenteneinnahme
4. Dunkel, schwärzlich gefärbt	b) Eisensubstitution bei Mutter oder Kind
5. Dunkelgrün, flüssig	c) Fototherapie bei Hyperbilirubinämie
6. Schwarz (Teerstuhl)	d) Beimengungen verschluckten Bluts, z. B. bei wunden Brustwarzen der Mutter

Tab. 14 Physiologische Farbabweichungen des Säuglingsstuhls *(Lösung)*

Ergänzung

Die Stuhlfarbe kann sich ab dem Kindheits- bis ins Erwachsenenalter durch **Nahrungsmittel** und **Medikamente** verändern. Pflegende sollten physiologische Farbveränderungen des Stuhlgangs von pathologischen unterscheiden können.

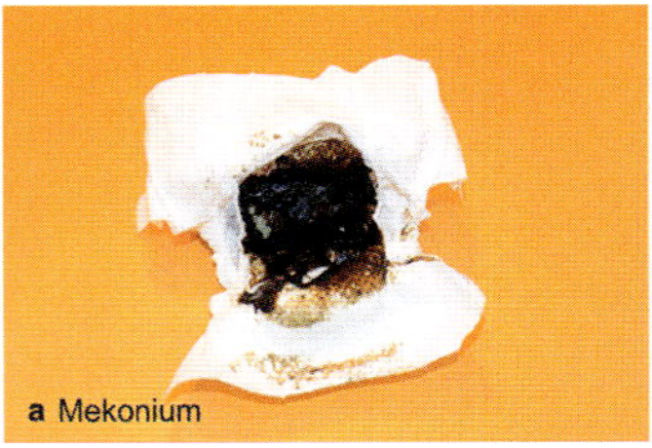

a Mekonium

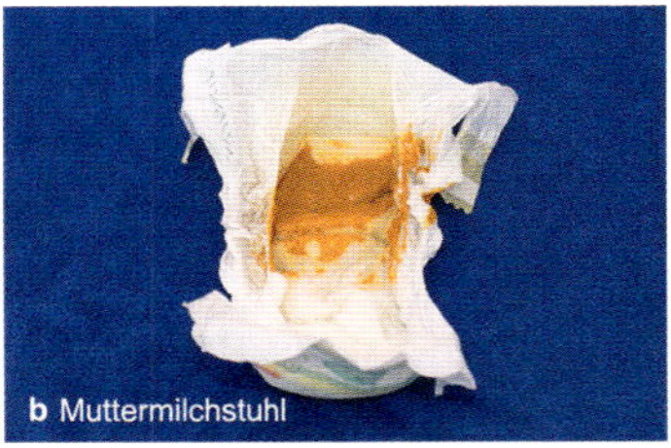

b Muttermilchstuhl

Blähungen/Koliken

Blähungen (Meteroismus) sind Luft- bzw. Gasansammlungen in Magen-Darm-Trakt, die mit dem Gefühl des Aufgeblähtseins und Abgang von Darmgasen einhergehen. Die rektale Gasfreisetzung wird auch als **Flatulenz** (lat. *flatus* = Wind) bezeichnet. Die bei Blähungen ausgestoßenen Gase bestehen aus Stickstoff, Wasserstoff, Kohlendioxid, Methan und Spurengasen. Für den Geruch sind u. a. Schwefelverbindungen verantwortlich. Ein täglicher Abgang von bis zu 20 Winden gilt als physiologisch (Flatusfrequenz).
Bei männlichen Säuglingen treten häufig **Dreimonatskoliken** auf. Diese werden ebenfalls auf Blähungen zurückgeführt.

Nennen Sie fünf pflegerische Interventionen bei Blähungen.

Blähungen/Koliken

- Kolikmassage abhängig von Alter und Technik (z. B. kreisend im Uhrzeigersinn)
- Bei stillenden Müttern: blähende Speisen wie Kohl, Bohnen, Zwiebeln meiden, beim Säugling ggf. Kostumstellung
- Das Schlucken von Luft, z. B. bei Flaschenernährung, durch geeignete Sauger vermeiden
- Wärmezufuhr (cave: Alter und Verbrennungsgefahr)
- Säuglingsbad/Badewanne
- Bauchwickel
- Bauchdeckenentlastende Positionierung, z. B. Knierolle, Bauchlage (cave: plötzlicher Kindstod/SIDS)
- Entblähende Medikamente nach ärztlicher Anordnung
- Beim Säugling Fliegergriff
- Bewegung (Bewegungsmangel macht den Darm träger und fördert Flatulenz)
- Fenchel-/Kümmeltee

Abführmaßnahmen bei Kindern

Erweisen sich Maßnahmen zur **Obstipationsprophylaxe** wie ausreichende Flüssigkeitszufuhr, Bewegung, ballaststoffreiche Ernährung etc. als nicht wirksam, so kann über Klistiere und Einläufe die **Darmschleimhaut und Darmmuskulatur aktiviert** werden. Die Anwendung unterscheidet sich beim Säugling/Kleinkind von der Anwendung beim Erwachsenen. Bei Säuglingen sollten nur **isotone Lösungen** wie NaCl 0,9 % oder Ringerlösung verwendet werden, da es sonst zu Elektrolytverschiebungen kommen kann. Während bei Säuglingen und Kleinkindern meist Miniklistiere zur Anwendung kommen, können bei älteren Kindern auch Einläufe mit einer größeren Flüssigkeitsmenge in den Darm eingebracht werden.

Welche Vorbereitungen (Raum und Materialien) treffen Sie vor der Durchführung eines Einlaufs bei einem Kleinkind? Nennen Sie fünf.

Abführmaßnahmen bei Kindern

- Raum heizen
- Intimsphäre wahren
- Kind altersgerecht über den Ablauf informieren, Eltern einbeziehen
- Anwärmen der Spülflüssigkeit (Wasserbad)
- Handschuhe bereitlegen
- Spülflüssigkeit 100–300 ml (bei Kindern bis zum 5. Lebensjahr); keine salinische Basis aufgrund der Gefahr einer Elektrolytverschiebung
- Klistier und Vaseline für eine bessere Gleitfähigkeit
- Bettschutz
- Reinigungsutensilien
- Töpfchen/Toilettenstuhl

Ergänzung

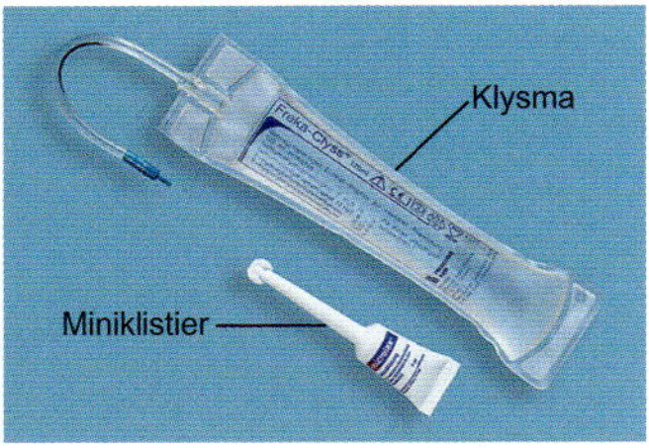

Cave: Rektale Maßnahmen bei Kleinkindern wirken **stark traumatisierend.** Eine Dauertherapie sollte daher vermieden werden.

Kinaesthetics Infant Handling/Optimal Handling

Es ist wissenschaftlich erwiesen, dass Kinder bereits während ihrer Entwicklung im Mutterleib Erfahrungen machen und sogar lernen. Dabei geht es nicht um intellektuelles Lernen wie beim Umgang mit Zahlen oder dem Erfassen komplexer Zusammenhänge, sondern um **Lernen in und mit dem eigenen Körper** in der Bewegung. Nach der Geburt reichen diese Fähigkeiten in der Schwerkraft nicht mehr aus, und das Kind muss sich an eine unbelebte Umgebung anpassen. Kinder wollen sich gern mit ihren eigenen Möglichkeiten vertraut machen und sich durch die Erfahrung ihrer Grenzen weiterentwickeln.

Zur Umsetzung des Kinaesthetics Infant Handlings/Optimal Handlings ist es wichtig, die körperlichen Unterschiede zwischen einem Erwachsenen und einem Säugling zu kennen. Nennen Sie hierzu drei Parameter.

Kinaesthetics Infant Handling/Optimal Handling

- **Gewicht:** Das geringere Gewicht von Kindern verleitet dazu, diese wie einen Gegenstand zu heben, zu tragen und zu bewegen. Dadurch können Kinder sich jedoch weniger gut selbst erfahren, innere Prozesse regulieren und eigene Bewegungsvarianten entwickeln.
- **Proportionen:**
  - Kinder haben einen **größeren Kopf,** der Kopf des Säuglings ist deutlich größer als sein Becken (beim Erwachsenen ist dies umgekehrt).
  - Die **Extremitäten** des Säuglings sind so kurz, dass sie ihr Gewicht im Liegen nicht an die Unterstützungsfläche abgeben können. Der Erwachsene kann dagegen das Gewicht der Extremitäten ohne Anstrengung abgeben und sich ausgestreckt hinlegen.
- **Bewegungskontrolle:** Ein am Boden liegender Säugling ist damit beschäftigt, sein Gewicht an die Unterstützungsfläche abzugeben. Seine Beine haben jedoch im Gegensatz zu den Beinen des Erwachsenen nur punktuell Kontakt zum Boden, meist sind es die Füße, die den Boden berühren.

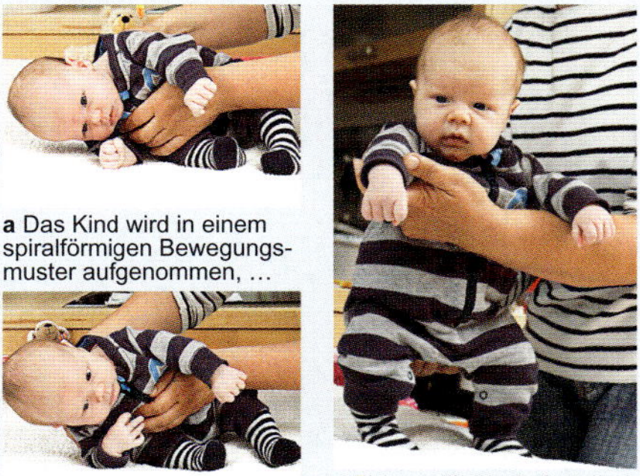

a Das Kind wird in einem spiralförmigen Bewegungsmuster aufgenommen, …

b … so kann es seinen Kopf selbst beugen und den Arm zum Abstützen einsetzen.

c Beim weiteren Aufnehmen kann das Kind unterstützt werden sich auszubalancieren.

Ergänzung

Cave: Niemals die Beine eines Säuglings in Richtung Decke ziehen, z. B. um die Windel unter dessen Gesäß zu platzieren, da dies zu Hüftschäden führen kann!

Entwicklung der Feinmotorik

Die **Reifung des zentralen Nervensystems** (ZNS) in den ersten Lebensjahren ist eine Voraussetzung für die motorische Entwicklung des Kindes. **Bewegungsentwicklung** und **kognitive Entwicklung** beeinflussen sich gegenseitig. Die kindliche **Neugier** dient als Motor der sensomotorischen Entwicklung.

Ordnen Sie in → Tab. 15 die sensomotorischen Handfunktionen der jeweiligen Altersstufe zu.

Alter	Handfunktion
1. 6 Wochen	a) – Zangengriff – Blättern im Bilderbuch
2. 3 Monate	b) – Steckt Gegenstände ineinander – Malt Punkte oder Striche auf Papier
3. 5–5½ Monate	c) Hand-Fuß-Mund-Koordination
4. 6 Monate	d) – Opposition des Daumens – Pinzettengriff
5. 7½ Monate	e) – Radiales Greifen über die Mittellinie – Transferiert Gegenstände von einer Hand in die andere
6. 9 Monate	f) – Hand-Fuß-Koordination – Handgreifreflex muss erloschen sein
7. 10½ Monate	g) Handgreifreflex
8. 12 Monate	h) – Hand-Hand-Koordination – Hand-Mund-Augen-Koordination – Beginnendes ulnares Greifen

Tab. 15 Altersgemäße sensomotorische Handfunktionen

Entwicklung der Feinmotorik

Altersgemäße sensomotorische Handfunktionen → Tab. 16.

Alter	Handfunktion
1. 6 Wochen	g) Handgreifreflex
2. 3 Monate	h) – Hand-Hand-Koordination – Hand-Mund-Augen-Koordination – Beginnendes ulnares Greifen
3. 5–5½ Monate	e) – Radiales Greifen über die Mittellinie – Transferiert Gegenstände von einer Hand in die andere
4. 6 Monate	f) – Hand-Fuß-Koordination – Handgreifreflex muss erloschen sein
5. 7½ Monate	c) Hand-Fuß-Mund-Koordination
6. 9 Monate	d) – Opposition des Daumens – Pinzettengriff
7. 10½ Monate	a) – Zangengriff – Blättern im Bilderbuch
8. 12 Monate	b) – Steckt Gegenstände ineinander – Malt Punkte oder Striche auf Papier

Tab. 16 Altersgemäße sensomotorische Handfunktionen *(Lösung)*

Sprachentwicklung und Sprechstörungen

Die Kommunikation über **Stimme und Sprache** ist eine selbstverständliche und alltägliche Fertigkeit, mit der Gefühle, Gedanken, Meinungen und Wünsche mitgeteilt werden. Die **Entwicklung von Stimme und Sprache** hängt von der angeborenen Sprachfähigkeit und der Spracherfahrung ab. Das bedeutet, dass das Sprechen im Kindesalter geübt werden muss. Dazu ist es besonders im Kleinkindalter wichtig, mit dem Kind langsam und deutlich zu sprechen und einfache Satzmuster zu gebrauchen.

Nennen Sie vier mögliche Ursachen für eine verzögerte Sprachentwicklung.

Sprachentwicklung und Sprechstörungen

- Beeinträchtigung der Sinnesfunktionen
  Folgen: Gehörlose Kinder erlernen das Sprechen nicht selbstständig, da sie das Gesprochene nicht hören können. Blinde Kinder erlernen das Sprechen verzögert, da visuelle Reize fehlen und Sprechbewegungen nicht beobachtet werden können.
- Verzögerte Hirnreifung
  Folgen: Geistige Retardierung führt zur verlangsamten und verzögerten Sprachentwicklung.
- Geistige Behinderung
  Folgen: Je nach Ausprägung der kognitiven Defizite ist der Spracherwerb verzögert oder bleibt komplett aus.
- Deprivation (mangelnde Zuwendung)
  Folgen: Mangelnder sprachlicher Umgang führt zur Störung der Sprachentwicklung.
- Anatomische Fehlstellungen, z. B. Lippen-Kiefer-Gaumenspalte
  Folgen: Stimm- und Sprachverhältnisse sind aufgrund der unnormalen anatomischen Verhältnisse gestört. Die Sprachentwicklung ist aufgrund des Schamgefühls teilweise auch nach operativem Eingriff verzögert.

Ergänzung

Neben der verzögerten Sprachentwicklung treten häufig auch Störungen beim Sprechen auf:

- **Lispeln** (Sigmatismus): falsche Aussprache von Zischlauten, Fehlbildungen des s-Lauts
- **Stottern** (Dysphemie): Unterbrechung der fließenden Sprache in unterschiedlichen Situationen; multifaktorielle Ursachen (genetisch, psychologisch, neurologisch oder entwicklungsbedingte Faktoren)
- **Stammeln** (Dyslalie): Artikulationsstörung, einzelne oder mehrere Laute werden falsch ausgesprochen, durch andere Laute ersetzt oder ausgelassen

Siehe auch → Karte 33 „*Kommunikation mit Kindern mit geistiger Behinderung*", → Karte 97 „*Hörscreening und frühkindliche Hörstörungen*" und → Karte 98 „*Lippen-Kiefer-Gaumenspalte*"

Kommunikation mit Kindern mit geistiger Behinderung

Kinder mit einer geistigen Behinderung verfügen häufig nicht über die Möglichkeit der verbalen Kommunikation. Daher nimmt die **nonverbale Kommunikation** einen zentralen Stellenwert ein. Neben der Intelligenzminderung und der beschränkten Fähigkeit zur verbalen Kommunikation besteht häufig zusätzlich eine Minderung des Hör- und Sehvermögens sowie der Motorik (Lähmungen, Spastiken, Krampfanfälle etc.), wodurch die Kommunikation ebenfalls beeinträchtigt wird. Dies kann auch **Auswirkungen auf der emotionalen Ebene** bedingen, z. B. distanzloses, enthemmendes oder aggressives Verhalten.

Erläutern Sie vier grundlegende Kommunikationsregeln im Umgang mit Kindern mit geistiger Behinderung.

Kommunikation mit Kindern mit geistiger Behinderung

- Grundhaltung: Akzeptanz des geistig behinderten Kindes als vollwertigen Menschen
- Einsatz von Kommunikationshilfsmitteln wie Handzeichen, Gebärden, Bildern, Wortkarten sowie einfachen Zeichensystemen
- Pflegerische Maßnahmen verständlich machen, z. B. durch Vorführen am Kuscheltier
- Geduld und Akzeptanz der möglichen Verhaltensweisen
- Verstärkter Einsatz von Gestik und Mimik neben der verbalen Kommunikation
- Aufmerksamkeit, Zuwendung und Geborgenheit sicherstellen, z. B. Körperkontakt, Halten der Hand bei diagnostischen Maßnahmen etc.
- Verhindern einer Überforderung des geistig behinderten Kindes, nur lösbare Aufgaben übertragen
- Lob und Verstärkung bei erfolgreich durchgeführter Maßnahme
- Gewohnheiten und Rituale des Kindes im Hinblick auf Kommunikation aufrechterhalten (Vorlieben beachten, geeignete Beschäftigungsmöglichkeiten wählen)

Pflegebetten in der Pädiatrie

Ordnen Sie in → Tab. 17 den verschiedenen Bettenarten die Zielgruppe und die Funktionen zu.

Bettenart und Zielgruppe	Zielgruppe	Funktionen
I. Inkubator: zur besseren Versorgung und Beobachtung	1. Kinder bis 4 Jahre	a) – Der Körpergröße und dem Sicherheitsbedürfnis des Kindes angepasst – Höhenverstellbarkeit ermöglicht z. B. eine Oberkörperhochpositionierung – Zugang von beiden Seiten – Transport durch Rollen
II. Wärmebett/Babytherm: zur besseren Beobachtung bei therapeutischen Maßnahmen wie Fototherapie oder bei Temperaturschwankungen	2. Frühgeborene mit sehr niedrigem Geburtsgewicht	b) – Verstellbares Kopf- und Fußteil – Sicherung mit Seitenschutz (Bettgitter) möglich – Aufrichthilfe (Bettbügel)
III. Gitterbett/ Krabblerbett	3. Schulkinder und Jugendliche	c) – Regulierbare Wärmezufuhr durch beheizbare Matratzenauflage – Von allen Seiten zugänglich durch abklappbare Seiten-, Kopf-, Fußteile – Offene oder geschlossene Bauweise
IV. Krankenbett	4. Risikoneugeborene	d) – Exakte Klimatisierung – Möglichkeit der Sauerstoffzufuhr – Infektionsschutz (Luftumwälzung) – Positionierungsmöglichkeiten

Tab. 17 Pflegebetten in der Pädiatrie

Pflegebetten in der Pädiatrie

(Pädiatrische) Pflegebetten für unterschiedliche Zielgruppen → Tab. 18.

Bettenart und Zielgruppe	Zielgruppe	Funktionen
I. Inkubator: zur besseren Versorgung und Beobachtung	2. Frühgeborene mit sehr niedrigem Geburtsgewicht	d) – Exakte Klimatisierung – Möglichkeit der Sauerstoffzufuhr – Infektionsschutz (Luftumwälzung) – Positionierungsmöglichkeiten
II. Wärmebett/Babytherm: zur besseren Beobachtung bei therapeutischen Maßnahmen wie Fototherapie oder bei Temperaturschwankungen	4. Risikoneugeborene	c) – Regulierbare Wärmezufuhr durch beheizbare Matratzenauflage – Von allen Seiten zugänglich durch abklappbare Seiten-, Kopf-, Fußteile – Offene oder geschlossene Bauweise
III. Gitterbett/ Krabblerbett	1. Kinder bis 4 Jahre	a) – Der Körpergröße und dem Sicherheitsbedürfnis des Kindes angepasst – Höhenverstellbarkeit ermöglicht z. B. eine Oberkörperhochpositionierung – Zugang von beiden Seiten – Transport durch Rollen
IV. Krankenbett	3. Schulkinder und Jugendliche	b) – Verstellbares Kopf- und Fußteil – Sicherung mit Seitenschutz (Bettgitter) möglich – Aufrichthilfe (Bettbügel)

Tab. 18 Pflegebetten in der Pädiatrie *(Lösung)*

Ergänzung

Cave: Kinder in **Inkubatoren** und **Wärmebetten** nehmen Geräusche von außen (z. B. Monitoralarme, Telefonläuten) besonders laut wahr.

Schlafverhalten im Kindesalter

Schlaf ist mit seinen Bedürfnissen, Gewohnheiten und Ritualen sehr individuell. Viele Faktoren, z. B. Alter, Geschlecht, Licht, Jahreszeit oder Wetter, beeinflussen den Schlaf. Für Neugeborene und Kleinkinder sind **Einschlafrituale** besonders wichtig, z. B. gemeinsames Kuscheln, ein warmes Bad oder eine Gute-Nacht-Geschichte. Ein eingespieltes Schlafritual erleichtert auch das Einschlafen in fremder Umgebung, z. B. im Krankenhaus.

Das Schlafbedürfnis eines Menschen verändert sich im Lauf seines Lebens. Kreuzen Sie in → Tab. 19 an, ob die jeweilige Aussage richtig oder falsch ist.

	Richtig	Falsch
1. Neugeborene schlafen mit einer durchschnittlichen Schlafdauer von ca. 18 Std. fast rund um die Uhr. Kurze Unterbrechungen entstehen durch Wickeln, Füttern und Kuscheln.		
2. Säuglinge schlafen in der Regel 9 Std. Im 2.–3. Lebensmonat entwickeln Säuglinge einen eigenen Schlaf-wach-Rhythmus.		
3. Im Lauf des 2. Lebensjahrs lernt das Kind durchzuschlafen, tagsüber schläft es kürzer und seltener.		
4. Teenager schlafen durchschnittlich ca. 9–10 Std., Erwachsene etwa 6–8 Std.		
5. Ältere Menschen haben ein erhöhtes Regenerationsbedürfnis und schlafen ca. 9 Std. täglich.		

Tab. 19 Veränderungen des Schlafbedürfnisses

Schlafverhalten im Kindesalter

Veränderungen des Schlafbedürfnisses im Lauf des Lebens → Tab. 20.

	Richtig	Falsch
1. Neugeborene schlafen mit einer durchschnittlichen Schlafdauer von ca. 18 Std. fast rund um die Uhr. Kurze Unterbrechungen entstehen durch Wickeln, Füttern und Kuscheln.	✗	
2. Säuglinge schlafen in der Regel 9 Std. Im 2.–3. Lebensmonat entwickeln Säuglinge einen eigenen Schlaf-wach-Rhythmus.		✗
3. Im Lauf des 2. Lebensjahrs lernt das Kind durchzuschlafen, tagsüber schläft es kürzer und seltener.		✗
4. Teenager schlafen durchschnittlich ca. 9–10 Std., Erwachsene etwa 6–8 Std.	✗	
5. Ältere Menschen haben ein erhöhtes Regenerationsbedürfnis und schlafen ca. 9 Std. täglich.		✗

Tab. 20 Veränderungen des Schlafbedürfnisses *(Lösung)*

Ergänzung

Zu Aussage 2 Säuglinge schlafen **zwischen 12 und 18 Std.** Im **3.–4. Lebensmonat** beginnt je nach Reife die Entwicklung eines eigenen Schlaf-wach-Rhythmus.

Zu Aussage 3 Im Lauf des **1. Lebensjahrs** lernt das Kind durchzuschlafen, tagsüber schläft es kürzer und seltener. Spätestens im Vorschulalter verzichten die meisten Kindern auf einen Mittagsschlaf.

Zu Aussage 5 Ältere Menschen schlafen **im Schnitt bis zu 7 Std.** Sie brauchen **weniger Schlaf,** um sich leistungsfähig und erholt zu fühlen, auch die Schlaftiefe reduziert sich ab dem 60. Lebensjahr.

Bewusstseinskontrolle

Ein Mensch, der bei vollem Bewusstsein ist, hat im wachen Zustand seinem Alter entsprechend die Fähigkeit, auf äußere Reize zu reagieren. Zur Einschätzung der Bewusstseinslage eines Kindes stehen unterschiedliche Möglichkeiten zur Verfügung.

Nennen und erläutern Sie sechs Interventionen zur Bewusstseinskontrolle.

Bewusstseinskontrolle

- **Ansprechen des Kindes:** ruhiger Ton, Fragen altersentsprechend formulieren, ggf. Eltern einbeziehen.
- **Bewegungen ausführen lassen:** Arme heben, Gegenstand greifen, Augen öffnen und schließen.
- **Reaktion auf stärkere Reize:** Wirkung von akustischen, sensorischen Reizen wie Kälte- oder Schmerzreizen.
- **Prüfen von Reflexen:** In der Regel eine ärztliche Aufgabe, dennnoch kann die Pflegeperson diese Reflexe ggf. beobachten, z. B. Schluck-, Saug-, Hustenreflex, oder auch Reflex mittels Löffel oder Beruhigungssauger vorsichtig testen.
- **Pupillenkontrolle:** Überprüfung und Beurteilung der Pupillenreaktion in Bezug auf Weite, Form, Position und Seitendifferenz. Physiologisch erfolgt bei Lichteinfall eine prompte Reaktion der Pupille (Pupille verengt sich).

Ergänzung

Zur **Pupillenkontrolle** wird eine Taschenlampe verwendet, die von der Seite zum Auge hingeführt und wieder wegbewegt wird. Der Befund wird auf beiden Seiten erhoben und entsprechend dokumentiert. Cave: Etwaige Salbenreste in den Augen müssen vorab entfernt werden.

Alkoholintoxikation

Alkoholkonsum unter Kindern und Jugendlichen ist relativ weit verbreitet, die Gefahren der Alkoholintoxikation werden dabei oftmals unterschätzt. **Alkoholintoxikationen** entstehen überwiegend akzidentiell durch Unwissenheit über die Wirkungsweise des Alkohols, wobei Kinder und Jugendliche den Alkohol vorwiegend in Peergroups konsumieren. Besonders für Kinder und Jugendliche können vergleichsweise **niedrige Promillewerte** bereits kritisch sein.

Welche Kriterien weisen auf eine Alkoholintoxikation hin und erfordern eine stationäre Behandlung? Nennen Sie fünf.

Alkoholintoxikation

- Bewusstlosigkeit/Störung des Bewusstseins
- Atem- und Pulsunregelmäßigkeiten
- Schwache oder unregelmäßige Atmung
- Unterkühlung
- Mischkonsum mit anderen Suchtmitteln
- Erweiterte oder reaktionslose Pupillen
- Heftiges Zittern oder Schwitzen
- Geringe/keine Ansprechbarkeit oder Verwirrtheit
- Keine Verbesserung des Zustands nach Erbrechen

Ergänzung

Häufig werden Alkoholintoxikationen bei jüngeren Kindern mit der **Differenzialdiagnose eines Krampfanfalls** verwechselt. Aufschluss kann die Testung des Promillewerts im Blut oder Urin geben.

Schmerzassessment bei Kindern

Kann ein Patient seine Schmerzen nicht selbst äußern, müssen **Anzeichen für sein Schmerzerleben** beobachtet werden, um die Schmerzen beurteilen zu können (Fremdeinschätzung). Neben Patienten mit kognitiven Einschränkungen (z. B. Demenz), eingeschränkter Kommunikation (z. B. aufgrund von Beatmung) oder Bewusstseinsstörungen (z. B. Schlaganfall) zählen auch Neugeborene und Kleinkinder zu dieser Patientengruppe. Zur Fremdeinschätzung stehen verschiedene Instrumente zur Verfügung. Je nach Entwicklungsstand können mit zunehmenden Alter auch Instrumente zur Selbsteinschätzung der Schmerzen genutzt werden.

Ordnen Sie in → Tab. 21 der jeweiligen Altersstufe die geeigneten Instrumente zur Fremd- und Selbsteinschätzung zu.

Altersstufe	Assessmentinstrument
1. Neugeborene und Kleinkinder < 3 Jahren	a) – Schmerzumschreibung, z. B. mit Hilfsmitteln wie Teddy, Puppe etc., an denen die Schmerzen lokalisiert werden – Je nach Entwicklungsstand visuelle Analogskala (VAS)
2. Kinder von 3 bis 6 Jahren	b) Kindliche Unbehagens- und Schmerzskala (KUSS)
3. Schulkinder	c) – Numerische Ratingskala (NRS) – Evtl. Schmerztagebuch
4. Jugendliche	d) – Verbale Ratingsskala (VRS) – Visuelle Analogskala (VAS) – Numerische Ratingskala (NRS)

Tab. 21 Altersgemäße Schmerzassessmentinstrumente

Schmerzassessment bei Kindern

Altersgemäßer Einsatz von Schmerzassessmentinstrumenten → Tab. 22.

Altersstufe	Assessmentinstrument
1. Neugeborene und Kleinkinder < 3 Jahren	b) Kindliche Unbehagens- und Schmerzskala (KUSS)
2. Kinder von 3 bis 6 Jahren	a) – Schmerzumschreibung, z. B. mit Hilfsmitteln wie Teddy, Puppe etc., an denen die Schmerzen lokalisiert werden – Je nach Entwicklungsstand visuelle Analogskala (VAS)
3. Schulkinder	d) – Verbale Ratingsskala (VRS) – Visuelle Analogskala (VAS) – Numerische Ratingskala (NRS)
4. Jugendliche	c) – Numerische Ratingskala (NRS) – Evtl. Schmerztagebuch

Tab. 22 Altersgemäße Schmerzassessmentinstrumente *(Lösung)*

Ergänzung

Anzeichen für Schmerzerleben:

- **Mimische Reaktionen,** z. B. tiefe Stirnfalte, gequälter Gesichtsausdruck
- **Lautliche Äußerungen,** z. B. Stöhnen, Jammern, Seufzen, Weinen, Schreien
- **Bestimmte Verhaltensweisen,** z. B. Humpeln, Schutz-/Schonhaltung, Gereiztheit oder Gleichgültigkeit, sozialer Rückzug
- **Körperliche Reaktionen,** z. B. Schwitzen, erschwerte oder flache Atmung, Blutdruck- und Pulsanstieg

Krankheitserleben von kranken und sterbenden Kindern

Kinder erleben das **eigene Sterben** je nach Alter, Kultur, Religion und Lebensgeschichte sehr unterschiedlich. Alle aber nehmen tiefgreifende Änderungen wahr.

Erläutern Sie vier mögliche psychosoziale Aspekte, die bei schwer kranken/sterbenden Kindern von Bedeutung sind.

Krankheitserleben von kranken und sterbenden Kindern

- Nichtwahrhabenwollen, Zorn und Verzweiflung gemischt mit Euphorie und Hoffnung, Depression, Trotz, Verleugung und aggressiver Abwehr
- Erfahrung der eigenen Hilflosigkeit
- Angst vor Schmerzen und anderen quälenden Symptomen, vor der Krankheit, der Zukunft, der Unwissenheit darüber, was die Zukunft bringen wird (Rückfälle, das Sterben, den Tod etc.)
- Schweigen als Antwort auf das Schweigen der Erwachsenen, trotz ihres drängenden Verlangens nach Aussprache
- Kontrollverlust über den Körper (Schmerzen, Medikamentennebenwirkungen)
- Ausgeliefertsein und Abhängigkeit von Medikamenten, Untersuchungen, Kontrollen, Personal sowie Fremdbestimmung
- Änderung des Lebensorts (langer stationärer Aufenthalt, Isolation als Vorbereitung für eine Knochenmarktransplantation etc.)
- „Anderssein" der Eltern, Freunde, Geschwister, die mit der erlebten Situation überfordert sind
- Beschützerinstinkt schwer kranker Kinder, die Rücksicht nehmen auf die Gefühle, Ängste und Verzweiflung ihrer gesunden Eltern, Geschwister, Freunde

Ergänzung

Die betroffenen Kinder und ihre Angehörigen (Eltern, Geschwister, Großeltern etc.) finden im Sterbe- und Trauerprozess **Unterstützung** in Selbsthilfegruppen sowie bei Mitarbeitern von Palliative-Care-Einrichtungen oder in Kinderhospizen.

Pflegemaßnahmen beim sterbenden Kind

Bei der Pflege eines Kindes im Sterbeprozess sind Maßnahmen zur **Sicherstellung der Grundbedürfnisse** zu leisten. Im Vordergrund stehen hierbei die Berücksichtigung der aktuellen Bedürfnisse des Kindes, pflegerische Interventionen sollten das Kind nicht zusätzlich belasten. Aufgrund dessen ist ggf. eine Unterlassung von Pflegemaßnahmen notwendig. Auch der **Einbezug des familiären Umfelds** ist erforderlich.

Nennen Sie fünf pflegerische Maßnahmen bei einem sterbenden Kind.

Pflegemaßnahmen beim sterbenden Kind

- Schmerzerfassung und Durchführung von schmerzlindernden Maßnahmen
- Beobachtung und Erleichterung von vitalen Funktionen, z. B. fiebersenkende Maßnahme, atemerleichternde Maßnahmen (Freihalten der Atemwege)
- Körperpflege, Mund- und Augenpflege je nach Zustand und Bedürfnis des Kindes
- Prophylaxen und Positionierung, um zusätzliche Schmerzen zu vermeiden
- Beobachtung und Unterstützung der Ausscheidung
- Wunschkost/-getränke, evtl. parenterale Flüssigkeitszufuhr über PEG oder Infusion
- Respektieren von Wünschen und Vorlieben des Kindes sowie persönlichen Vorstellungen
- Möglichkeiten zur Beschäftigung, Ablenkung und Verarbeitung anbieten
- Ansprechpartner sein, Gefühl des Daseins vermitteln und begründeter Verzicht auf pflegerische Interventionen

Ergänzung

Je nach **religiösem Bezug** ist daran zu denken, dass neben Neugeborenen häufig auch ältere Kindern noch nicht getauft sind und der Wunsch zur Taufe besteht. Es besteht die Möglichkeit einer **Nottaufe,** die u. a. durch die Klinikseelsorge, aber auch von jedem Menschen (auch ohne Religionszugehörigkeit) durchgeführt werden kann.

Siehe auch → Karte 19 „*Atemerleichternde Maßnahmen*" und → Karte 38 „*Schmerzassessment bei Kindern*"

Diagnoseaufklärung und Untersuchungen bei Kindern

Der Arzt ist verpflichtet, den Patienten umfassend über seine Erkrankung aufzuklären. Hierzu gehört auch die Mitteilung und Erklärung der (vermuteten) Diagnose, die **Diagnoseaufklärung.** Die Aufklärung ist eine ärztliche Aufgabe und nicht an Pflegende delegierbar.
Pflegepersonen dürfen, wenn die ärztliche Diagnoseaufklärung erfolgt ist, Inhalte des Gesprächs wiederholen oder Begriffe erklären. Ein wichtiger Schritt zur Diagnostik ist die **ärztliche Untersuchung.** Insbesondere Säuglingen und Kleinkindern lassen sich Sinn und Notwendigkeit einer ärztlichen Untersuchung nicht erklären, sie reagieren auf die für sie ungewohnte Umgebung und Situation häufig mit Angst und Abwehr.

Beschreiben Sie vier Maßnahmen, die für kindgerechte Untersuchungsbedingungen sorgen.

Diagnoseaufklärung und Untersuchungen bei Kindern

- Für eine ruhige Atmosphäre sorgen
- Kindgerechtes Untersuchungszimmer mit Spielzeug zum Ablenken
- Ablauf und Reihenfolge der Untersuchung an die Situation des Kindes sowie dessen Alter anpassen: belastende Situationen ans Ende der Untersuchung stellen, z. B. HNO-Inspektion
- Anwesenheit der Begleitperson ermöglichen und diese einbeziehen, z. B. Kind anziehen, Hand halten, festhalten etc.
- Kind nicht vollständig entkleiden (Wärmeverlust!)
- Für Wärmequelle sorgen. z. B. Heizstrahler über der Untersuchungsliege, Zugluft vermeiden
- Kind in die Untersuchung miteinbeziehen, Vorgehen altersgerecht erläutern
- Zum Schutz vor Verletzungen bei diagnostischen und therapeutischen Maßnahmen (z. B. Blutentnahme) das Kind sanft, aber sicher halten

Medikamentenverabreichung im Kindesalter

Die **Verabreichung von ärztlich verordneten Medikamenten** zählt zum Aufgabenbereich von Pflegenden. Dabei ist die sogenannte **5-R-Regel** zu beachten: richtiges Arzneimittel, richtiger Patient, richtige Dosierung, richtige Applikationsart sowie richtiger Zeitpunkt. Sofern der Patient seine Medikamente eigenständig einnehmen kann, ist die Pflegeperson für die Überwachung der Medikamenteneinnahme und die Dokumentation zuständig. Einige Patienten benötigen jedoch weitere Unterstützung bei der Einnahme von Arzneimitteln.

Kreuzen Sie in → Tab. 23 an, ob die jeweilige Aussage richtig oder falsch ist.

	Richtig	Falsch
1. Bei Säuglingen und Kleinkindern sollten Tabletten entweder in etwas Flüssigkeit gelöst oder mithilfe eines Mörsers zerkleinert werden.		
2. Kommt es unmittelbar nach der Medikamenteneinnahme zum Erbrechen, ist eine erneute Medikamentengabe erforderlich.		
3. Da Säuglinge die Arzneimittel oftmals nicht schlucken können/wollen (z. B. aufgrund des Geschmacks), ist es möglich, das Medikament in die Flasche zu geben.		
4. Kapseln können auf einem Plastiklöffel z. B. zum Obstgläschen verabreicht werden. Bei Suspensionen und Säften sind jedoch die Herstellerangaben zu beachten.		

Tab. 23 Medikamentenverabreichung

Medikamentenverabreichung im Kindesalter

Medikamentenverabreichung bei Kindern → Tab. 24.

	Richtig	Falsch
1. Bei Säuglingen und Kleinkindern sollten Tabletten entweder in etwas Flüssigkeit gelöst oder mithilfe eines Mörsers zerkleinert werden.	✗	
2. Kommt es unmittelbar nach der Medikamenteneinnahme zum Erbrechen, ist eine erneute Medikamentengabe erforderlich.		✗
3. Da Säuglinge die Arzneimittel oftmals nicht schlucken können/wollen (z. B. aufgrund des Geschmacks), ist es möglich, das Medikament in die Flasche zu geben.		✗
4. Kapseln können auf einem Plastiklöffel z. B. zum Obstgläschen verabreicht werden. Bei Suspensionen und Säften sind jedoch die Herstellerangaben zu beachten.	✗	

Tab. 24 Medikamentenverabreichung *(Lösung)*

Ergänzung

Zu Aussage 1 Voraussetzung ist jedoch, dass die **Resportion** der Substanz nicht verändert wird. Medikamente sind grundsätzlich **mit Handschuhen zu mörsern und zu zerteilen** (Gefahr der transdermalen Resorption).

Zu Aussage 2 Erbricht das Kind unmittelbar nach der Medikamenteneinnahme, ist der **Arzt zu informieren,** dieser entscheidet über eine eventuelle erneute Gabe.

Zu Aussage 3 **Medikamente dürfen nicht in die Flasche gegeben werden,** da diese ggf. den Geschmack des Flascheninhalts verändern und somit zur Ablehnung durch das Kind führen könnten. Des Weiteren ist eine Verabreichung in der Trinknahrung ungünstig, da möglicherweise nicht die gesamte Menge eingenommen wird, wodurch der verordnete Wirkstoff nicht vollständig aufgenommen wird.

Zu Aussage 4 Zu beachten ist, dass Säuglingen und schwerbehinderten Kindern grundsätzlich keine Tabletten/Kapseln verabreicht werden dürfen, da die **Gefahr einer Aspiration** besteht.

Arzneimittel in der Schwangerschaft

Während der Schwangerschaft kommt es zu vielen Veränderungen im mütterlichen Körper. Plasmavolumen und Fettgewebe nehmen zu, die Plazenta und der Fetus sorgen für neue Verteilungsräume, hinzukommen Abbauprozesse in der kindlichen Leber. Bei schwangeren und stillenden Frauen gilt grundsätzlich, dass **Arzneimittel im Zweifelsfall kontraindiziert** sind. Studien können ohne Gefährdung für Mutter und Kind nicht durchgeführt werden, und so fehlen valide Daten. **Erfahrungswissen** spielt in diesem Zusammenhang eine bedeutende Rolle, so weiß man inzwischen, welche Arzneimittel in welchem Trimenon (Schwangerschaftsdrittel) ein geringeres Gefahrenpotenzial als andere besitzen. Dazu gehören z. B. auch ausgewählte Antibiotika.

Begründen Sie, weshalb die unreflektierte Einnahme von Arzneimitteln im ersten Trimenon besonders gefährlich ist.

Arzneimittel in der Schwangerschaft

- Die von der werdenden Mutter aufgenommenen Medikamente und deren Wirkstoffe können über die Plazenta zum ungeborenen Kind gelangen.
- Im ersten Trimenon findet die Organogenese statt, d. h., sämtliche Organsysteme werden angelegt. Störungen in dieser Entwicklungsphase können zum intrauterinen Fruchttod bzw. zu umschriebenen oder komplexen Fehlbildungen führen, die als Embryopathien bezeichnet werden.
- Die Medikamenteneinnahme zählt neben Alkohol und Nikotin zu den sogenannten chemischen Noxen, welche den Embryo schädigen können.

Kritische Phasen der vorgeburtlichen menschlichen Entwicklung

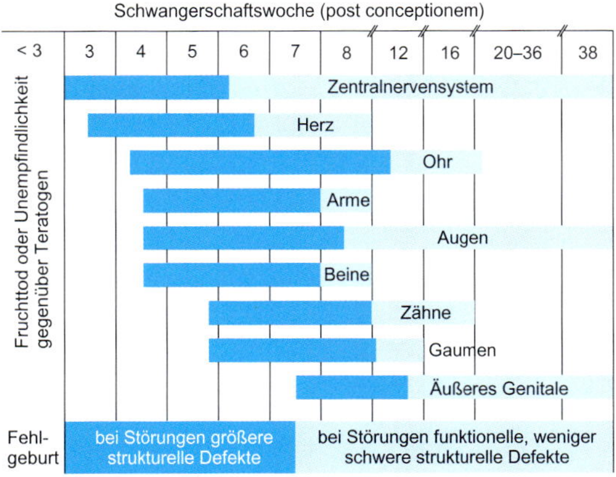

Ergänzung

Ausnahmen hierzu bilden **dringend erforderliche Medikamente,** z. B. bei chronischen Krankheiten wie Asthma oder Diabetes mellitus. Die Einnahme von Medikamenten sollte unbedingt mit dem behandelnden Arzt besprochen werden. Auch nach der Geburt des Kindes stellt die mütterliche Einnahme von Medikamenten wie z. B. Psychopharmaka und Beruhigungsmitteln, die in die Muttermilch übergehen und den kindlichen Organismus beeinträchtigen können, eine **Kontraindikation für das Stillen** dar.

Pflege eines peripheren Zugangs und Überwachung der Infusionstherapie

Generell werden **Venenpunktionen** so weit **distal** (von der Körpermitte entfernt) **am Arm** wie möglich durchgeführt. Die zentraler liegenden Venen werden so für spätere Injektionen, Blutentnahmen oder Gefäßzugänge geschont. Bei Kindern wird in der Regel folgende Punktionsreihenfolge eingehalten:

- Skalpvenen bei Säuglingen
- Hand
- Fuß

Welche Besonderheiten ergeben sich bei Anlage eines peripheren Zugangs sowie bei der anschließenden Überwachung der Infusionstherapie? Nennen Sie sechs.

Pflege eines peripheren Zugangs und Überwachung der Infusionstherapie

Peripherer Zugang:

- Kind einfühlsam und altersgerecht informieren (Ehrlichkeit ist von zentraler Bedeutung)
- Eltern miteinbeziehen, indem sie z. B. Hand halten, ablenken etc.
- Ggf. Analgesierung im Vorfeld, z. B. anästhesierendes Salbenpflaster, orale Glukosegabe bei Früh-/Neugeborenen, z. B. über den Beruhigungssauger
- Für die Wahl der Punktionsstelle im Vorfeld erfragen, ob das Kind z. B. einen Lieblingsfinger zum Lutschen hat, Rechts- oder Linkshänder ist
- Ausreichend weite Kleidung auswählen
- Peripheren Zugang sicher fixieren und mit einer Mullbinde umwickeln

Infusionstherapie:

- Zuleitung sicher fixieren (Cave: Strangulation)
- Engmaschige Überwachung je nach Klinikstandard, in der Regel bei laufender Infusion alle 30 Min. auf Rötung, Paravasat, Schmerz und allergische Reaktionen (besonders wichtig, da Kinder, insbesondere Früh- und Neugeborene, sehr kleine Venen haben, die schnell kollabieren)
- Beachten, dass sich Kinder je nach Alter nicht über Schmerzen am peripheren Zugang äußern

Präoperative psychische Begleitung von Kindern

Die Maßnahmen der **präoperativen Pflege** sollen den Patienten bestmöglich auf die bevorstehende **Operation vorbereiten** und Komplikationen während und nach der Operation vermeiden helfen. Oft ist die Zeit dafür nur kurz, da Patienten häufig erst am OP-Tag in die (ambulante) Klinik kommen. Bei **Notfalloperationen** muss möglicherweise ganz auf vorbereitende Maßnahmen verzichtet werden. Für Kinder stellt ein Krankenhausaufenthalt mit einer Operation immer eine **Ausnahmesituation** dar.

Nennen Sie drei Möglichkeiten zur präoperativen psychosozialen Vorbereitung/Begleitung eines Kindes und seiner Eltern.

Präoperative psychische Begleitung von Kindern

- Anwesenheit der Bezugspersonen ermöglichen (Kostenübernahme durch Krankenkasse kann beantragt werden). Eltern können ihr Kind meist bis zur Schleuse begleiten.
- Mitnahme von Spielsachen/Kuscheltier bis zum Schleusenbereich ermöglichen.
- Ansprechpartner für Kind und Eltern sein: Sorgen, Ängste nehmen und offene Fragen beantworten oder ein Arztgespräch ermöglichen.
- Angehörige zur Übernahme von einfachen präoperativen Pflegetätigkeiten anleiten.
- Information zum Ablauf der prä- und postoperativen Maßnahmen sowie Begleitung des Kindes im Aufwachraum anbieten.

Siehe auch → Karte 9 „*Kind im Krankenhaus*“

Reanimation von Neugeborenen und Kindern

Die Reanimation bei Kindern findet nach den Leitlinien des European Resuscitation Council (ERC) 2010 statt. Dabei werden die Maßnahmen in einen **Basic Life Support** (BLS, siehe Abbildung) und einen **Advanced Life Support** (ALS) eingeteilt. Weiterhin wird die ABC-Regel angewendet.

Beim Auffinden eines Kindes erfolgt zuerst eine **Kontrolle der Bewusstseinslage.** Bei eingeschränktem oder fehlendem Bewusstsein des Kindes erfolgt nach **Absetzen eines Hilferufs/Notrufs** der Beginn der **Reanimation.**

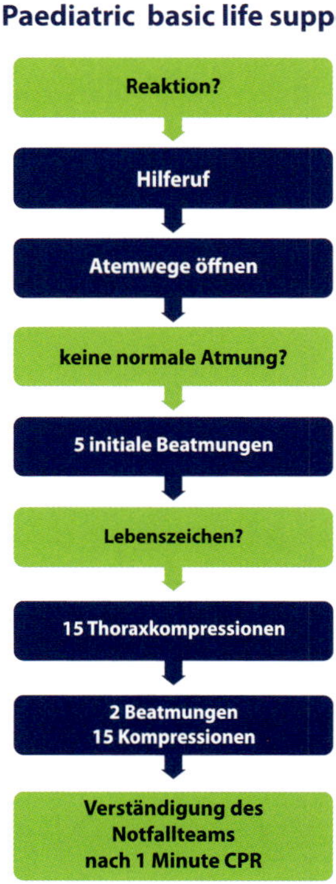

Beschreiben Sie die Durchführung der ABC-Regel bei der Reanimation von Kindern und Jugendlichen.

Reanimation von Neugeborenen und Kindern

A = Atemwege freimachen: Bei bewusstlosen Kindern sind die oberen Atemwege durch das Zurückfallen des Unterkiefers/der Zunge verlegt. Leichtes Zurückkippen des Kopfs und Anheben des Nackens führen zum Öffnen der Atemwege. Sekret im Nasen-Mund-Rachen-Raum sollte abgesaugt, Fremdkörper entfernt werden.
B = Beatmung: Reicht das Freimachen der Atemwege für eine ausreichende Spontanatmung nicht aus, muss eine Beatmung erfolgen: Mund-zu-Mund- und/oder Mund-zu-Nase-Beatmung, Verwendung von Atembeutel und Maske, Assistenz bei der Intubation und Beatmung mittels Tubus.
C= Circulation/Zirkulation: Mit der Herzdruckmassage muss begonnen werden, wenn unter Beatmung keine ausreichende Herzaktion nachweisbar ist. Hierzu ist die Positionierung auf einer harten Unterlage erforderlich. Der Druckpunkt befindet sich in der unteren Sternumhälfte, Frequenz: 100–120 Kompressionen/Min. Die Technik richtet sich nach dem Alter des Kindes:

Alter	Druckausübung mittels
Säuglinge	beider Daumen (Thorax mit beiden Händen umfassen)
Ältere Säuglinge	zweier Finger
Kleinkinder	Handballen
Schulkinder	einer oder beiden Händen (wie bei Erwachsenen)

Herzmassage und Beatmung erfolgen beim Kind bis zur Pubertät im Verhältnis von 15:2. Kinder ab dem Pubertätsalter werden im Verhältnis 30:2 reanimiert.

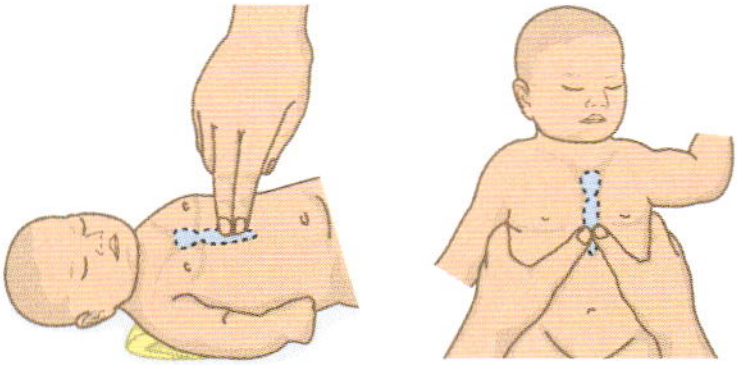

Herzdruckmassage beim Säugling

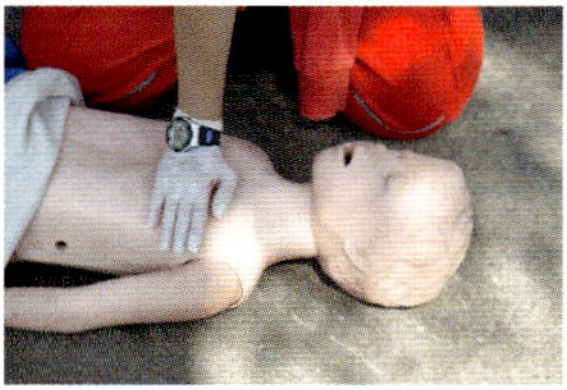

Herzdruckmassage Kinder > 1 Jahr

Ertrinkungsunfälle

Im Kleinkindalter kann es aufgrund des reflektorischen Verschlusses der Stimmritze nach Eindringen von Wasser, dem sogenannten Atemschutzreflex, zu **Ertrinkungsunfällen** in flachen Gewässern, wie z. B. Pfützen, Planschbecken, Gartenteichen etc. kommen. Es besteht die Gefahr der massiven Lungenschädigung durch das eindringende Wasser bis hin zum Ertrinkungstod.

Zählen Sie die erforderlichen Erstmaßnahmen bei Ertrinkungsunfällen auf.

Ertrinkungsunfälle

- Die kardiopulmonale Reanimation sollte immer bis zum Eintreffen in einer Klinik fortgesetzt werden, da die Prognose aufgrund der Hypothermie zunächst nicht abzuschätzen ist (durch die Hypothermie liegt ein geringer Sauerstoffbedarf vor).
- Ggf. Vorbereitung von Notfallmedikamenten und benötigten peripheren oder zentralen Zugängen.
- Intubation und Beatmung zur Vorbeugung eines Lungenödems.
- Schutz vor Hypothermie, da aufgrund der guten Wärmeleitfähigkeit des Wasser ein rascher Abfall der Körpertemperatur möglich ist.
- Stationäre Beobachtung der Bewusstseinslage/des Bewusstseinszustands mind. 24–48 Std.

Ergänzung

Um Ertrinkungsunfälle zu vermeiden, sollten Kinder und Säuglinge **nie unbeaufsichtigt** in der Badewanne bleiben oder sich ohne Aufsicht in der Nähe von Gewässern (Gartenteich, Planschbecken, Schwimmbädern) aufhalten.

Siehe auch → Karte 46 *„Reanimation von Neugeborenen und Kindern"*

Vergiftungen

Häufiger als Vergiftungen treten im Kindesalter **Ingestionsunfälle** (*Ingestion* = Aufnahme eines Stoffs in den Verdauungskanal) auf, bei denen es nach Aufnahme einer giftigen oder ungeeigneten Substanz **nicht zu Vergiftungserscheinungen** kommt. Daher reicht eine Überwachung und Beratung häufig aus. Ingestionsunfälle und **Vergiftungen** ereignen sich am häufigsten bei Kindern zwischen dem 6. Lebensmonat und dem 3. Lebensjahr im Sinne einer akzidentiellen Vergiftung. Bei älteren Kindern und Jugendlichen können Vergiftungen in **suizidaler Absicht** geschehen.

Erläutern Sie vier Möglichkeiten der Giftentfernung nach einem Vergiftungsunfall eines Kindes.

Vergiftungen

Bei Vergiftungen steht an erster Stelle die Sicherung der Vitalfunktionen nach der ABC-Regel. Möglichkeiten der Giftentfernung in Abhängigkeit vom Zustand des Patienten und der Substanz:

- Induziertes Erbrechen: Kann durch Gabe von Ipecacuanha-Sirup unterstützt werden. Kontraindikationen: Bewusstlosigkeit, Säugling < 6 Monaten, Verätzung mit Laugen oder Säuren, schäumende Substanzen.
- Magenspülung: Anwendung bei Kindern selten, ausreichenden Schlauchdurchmesser wählen, nach Aspiration des Mageninhalts Spülung mit physiologischer Kochsalzlösung.
- Aktivkohle: Schnelle Absorption, Giftentfernung oft effektiver als induziertes Erbrechen oder Magenspülung. Gabe in Kombination mit Glaubersalz zur beschleunigten Darmpassage, da Aktivkohle die absorbierten Stoffe nach 1–2 Tagen wieder freisetzt. Aktivkohle in Wasser auflösen und trinken lassen, ggf. über Magensonde verabreichen.
- Glaubersalz: Zur beschleunigten Darmpassage in Kombination mit Aktivkohle.
- Antidote: Substanzen, die das Gift durch Binden, Komplexbildung oder Gegenwirkung neutralisieren.
- In speziellen Fällen kann die Durchführung einer Dialyse, Hämofiltration oder Austauschtransfusion nötig sein.

Ergänzung

Nach Möglichkeit Asservierung des aufgenommen Giftstoffs und ggf. von Körperflüssigkeiten (Serum, Urin, Magensaft, Stuhl) zur toxikologischen Untersuchung.

Telefonnummer Vergiftungszentrale: (Ortsvorwahl) 1 92 40

Siehe auch → Karte 46 *„Reanimation von Neugeborenen und Kindern“*

Verbrennungen und Verbrühungen

Im Kindesalter kommen **thermische Verletzungen** relativ häufig vor, besonders im Alter zwischen 2 und 6 Jahren. Meist handelt es sich um unfallbedingte Ursachen wie etwa Spielen mit Feuer, Verbrennungen durch Wärmflaschen oder Kontakt mit der heißen Herdplatte.
Verbrennungen und Verbrühungen werden in **vier Grade** eingeteilt. Diese erstrecken sich von einer schmerzhaften lokalen Rötung und Schwellung bis hin zur Verkohlung mit einer schwarzen, lederartigen, trockenen Haut ohne Schmerzwahrnehmung.

Nennen Sie sechs potenzielle Pflegeprobleme bei einem Kind mit Verbrennungen/Verbrühungen.

Verbrennungen und Verbrühungen

- Vitale Gefährdung und Gefahr eines Schocks durch Volumenmangel
- Starke Schmerzen im Bereich der Wundflächen (insbesondere beim Verbandwechsel sowie bei Bewegung)
- Ausgeprägter Juckreiz durch Wundheilung
- Infektionsgefahr und Gefahr eines septischen Schocks durch Besiedlung der Wunde mit Keimen
- Dekubitusgefahr durch eingeschränkte Bewegungsmöglichkeit
- Gefahr von Kontrakturen durch Schonhaltung oder Narbenstränge
- Isolation von Familie, Freunden sowie mangelnde Beschäftigungsmöglichkeiten
- Hoher Energiebedarf und ggf. Abbau von körpereigenem Eiweiß (Katabolismus). Hintergrund: Kompensation des Wärmeverlusts durch Hautdefekte
- Ästhetische Probleme: Narbenbildung, Tragen von Kompressionskleidung
- Familiäre Probleme durch gegenseitige Schuldzuweisung der Aufsichtspersonen und Zukunftsängste

Anaphylaktischer Schock

Der **anaphylaktische Schock** beschreibt die schwerste Komplikation einer **allergischen Typ-I-Reaktion.** Die IgE-vermittelte Wirkung des Immunsystems auf Allergene führt zur Histaminfreisetzung.

Beschreiben Sie fünf typische klinische Zeichen eines anaphylaktischen Schocks.

Anaphylaktischer Schock

- Ödembildung innerhalb weniger Minuten durch Erweiterung der Gefäße und erhöhte Gefäßdurchlässigkeit. Hieraus resultiert ein beträchtlicher Volumenmangel.
- Durch die Freisetzung von Histamin wird eine Engstellung der Bronchien mit Atemnot und Sauerstoffmangel bewirkt.
- Juckreiz und Urtikaria.
- Inspiratiorischer Stridor bei Larynxödem.
- Exspiratorischer Stridor, verlängertes Exspirium, Tachydyspnoe bis zur Zyanose durch Engstellung der Bronchien.
- Erbrechen, Bauchschmerzen, Durchfall durch die Beteiligung des Gastrointestinaltrakts.
- Tachykardie, Blutdruckabfall und Bewusstlosigkeit durch kardiale Reaktion auf den massiven Volumenmangel.

Ergänzung

Die **allgemeinen Schockmaßnahmen** dienen der Stabilisierung des Kindes. Die Antigenzufuhr ist sofort zu stoppen. Neben einem ausreichenden Flüssigkeitsausgleich erhalten die Betroffenen Adrenalin, Glukokortikosteroide und Antihistaminika i. v., bei ausgeprägtem Bronchospasmus auch Theophyllin i. v. (wie bei Asthma bronchiale).

Siehe auch → Karte 56 „*Asthma bronchiale*“

Pflege von Kindern mit chromosomal bedingten Erkrankungen

Numerische Chromosomenaberrationen zeichnen sich durch eine **abweichende Anzahl von Chromsomen** aus. Bei der Reduktionsteilung trennt sich ein Chromosomenpaar nicht (*non-disjunction*), sodass die Chromosomen auf die Tochterzellen fehlverteilt werden. *Non-disjunctions* treten mit zunehmendem Alter der Mutter häufiger auf.
Liegt nach der Befruchtung ein Chromosom nur in einfacher Form vor, spricht man von einer **Monosomie.** Monosomien der Autosomen sind mit dem Leben nicht zu vereinbaren. Bei einer **Trisomie** ist ein bestimmtes Chromosom dreifach vorhanden.
Bei den numerischen Chromosomenaberrationen wird zwischen Fehlverteilungen der gonosomalen (z. B. Ullrich-Turner-Syndrom, Klinefelter-Syndrom) und der autosomalen Chromosomen (z. B. Trisomie 13, 18, 21) unterschieden. **Die Trisomie 21** *(Down-Syndrom)* stellt die häufigste Chromosomenaberration dar (Vorkommen bei einem von 700 Lebendgeborenen).

Zählen Sie zehn typische Anzeichen auf, die sich bei Kindern mit Trisomie 21 nachweisen lassen.

Pflege von Kindern mit chromosomal bedingten Erkrankungen

- Kurzer Hirnschädel mit steil abfallendem Hinterkopf (Brachyzephalus)
- Schrägstellung der Lidspalten von außen, oben nach innen, unten (mongoloide Lidspalte)
- Verbreiteter Augenabstand (Hypertelorismus)
- Sichelförmige Hautfalte am inneren Augenwinkel, die sich vom Ober- zum Unterlid spannt (Epikanthus)
- Tief angesetzte, kleine Ohrmuscheln
- Hypoplastischer Unterkiefer
- Hoher Gaumen
- Kurzer Hals
- Kleinwuchs
- Muskuläre Hypertonie
- Vierfingerfurche an der Handinnenfläche; vergrößerter Abstand zwischen erster und zweiter Zehe (Sandalenfurche)
- Geistige Retardierung (IQ 25–50) und verzögerte motorische Entwicklung
- ♂ Infertilität; ♀ Fertilität (Erkrankungsrisiko des Kindes: 50 %)

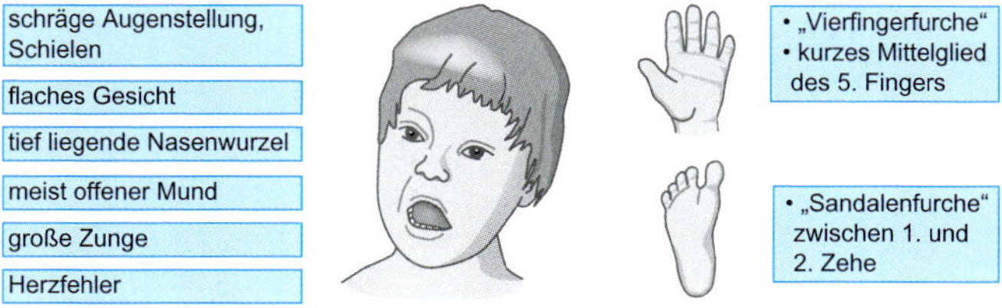

Ergänzung

Mögliche **Komplikationen:** vermehrte Organfehlbildungen (mehr als 50 % der Kinder haben einen angeborenen Herzfehler, z. B. Vorhof- oder Ventrikelseptumdefekt), erhöhtes Infektionsrisiko, ca. 20-fach höheres Leukämierisiko.

Pflege von onkologisch erkrankten Kindern

Krebserkrankungen stellen nach Unfällen die zweithäufigste Todesursache im Kindes- und Jugendalter dar. Trotzdem sind Krebserkrankungen bei Kindern relativ selten. Krebs ist Oberbegriff für über hundert verschiedene Arten beninger (gutartiger) aber auch maligner (bösartiger) Erkrankungen, die sich in Verlauf, Therapie und Prognose oft sehr stark voneinander unterscheiden. Alle sind jedoch durch ein **verändertes, unkontrolliertes Zellwachstum** gekennzeichnet. Daher spricht man auch von *Neoplasien* (Neubildungen). Die entstehenden unreifen Zellen übernehmen keine Funktion für den Organismus, die gesunden Zellen werden stark beeinträchtigt und zunehmend verdrängt. Die **Ursachen** dieser Fehlverschaltungen sind bis heute weitgehend ungeklärt. Gesichert ist jedoch die Bedeutung genetischer Faktoren, z. B. erkranken Kinder mit Trisomie 21 ca. 20-mal häufiger an Leukämie im Vergleich zu gesunden Kindern. Als weitere Ursache gelten radioaktive Strahlen.

Nennen Sie drei potenzielle Pflegeprobleme, die bei onkologisch erkrankten Kindern/Jugendlichen auftreten können, und nennen Sie zwei pflegerische Interventionen zum jeweiligen Pflegeproblem.

Pflege von onkologisch erkrankten Kindern

Grundsätzlich sind die Pflegeprobleme im Einzelfall stark abhängig von der individuellen Situation des kranken Kindes. Die Probleme und Krankheitszeichen sind abhängig von der Art und Lokalisation des Tumors. Die Pflege richtet sich nach Krankheitsstadium, Art und Wirkung der Therapie und natürlich auch nach der Persönlichkeit des Kindes (→ Tab. 25).

Pflegeproblem	Pflegemaßnahmen
Erhöhte Blutungsneigung durch Thrombozytopenie, z. B. aufgrund von Zytostatikatherapie	• Schutz vor Verletzungen (erhöhte Blutungsneigung) • Untersuchung auf Blutungszeichen (Petechien, Hämatome, Schleimhautblutung, Blut im Stuhl/Urin)
Hohe Infektanfälligkeit durch verminderte Leukozytenzahl	• Sorgfältige Körperhygiene und Mundpflege (Soorprophylaxe) • Ggf. Isolationsmaßnahmen (Schutzkittel, Schleuse etc.)
Schmerzen durch unangenehme Untersuchungen/Tumorerkrankung	• Schmerzerfassung und Schmerzmittelgabe nach ärztlicher Anordnung • Kindgerechtes Aufklären und Anwesenheit vertrauter Personen bei notwendigen Untersuchungen
Gefahr des Gewichtsverlusts durch Appetitlosigkeit, Übelkeit und Erbrechen, ggf. auch durch Ulzerationen im Mund, die zu Schluckstörungen führen	• Infusionstherapie und antiemetische Therapie nach ärztlicher Anordnung • Wunschkost anbieten • Gewichtskontrollen durchführen

Tab. 25 Pflegeprobleme und -maßnahmen bei onkologisch erkrankten Kindern

Pflege von Kindern mit Erkrankungen im HNO-Bereich

Die **akute infektiöse Rhinitis,** der Schnupfen, wird typischerweise durch Viren wie Rhino-, Respiratory-Syncytial-, Parainfluenza- und Influenzaviren hervorgerufen. Gelegentlich kommt es zu einer **bakteriellen Superinfektion.** Die Entzündung bleibt nur selten auf die Nasenschleimhaut beschränkt, meist dehnt sie sich bis in den Rachen *(Rhinopharyngitis)* und vor allem beim Säugling rasch auch auf die übrigen Atemwege und die Ohren aus.
Die Therapie erfolgt symptomatisch durch abschwellende Nasentropfen-/sprays in altersgerechter Konzentration auf Basis physiologischer Kochsalzlösung. Bei Säuglingen ggf. Muttermilch nasal.

Beschreiben Sie, worauf bei der Verabreichung von Nasentropfen zu achten ist. Nennen Sie drei Aspekte.

Pflege von Kindern mit Erkrankungen im HNO-Bereich

- Vor dem Einbringen von Nasentropfen und Nasensalben kontrollieren, ob die Nase frei von Sekret und Verkrustungen ist.
- Patienten bitten, die Nase zu schnäuzen; bei Säuglingen und Kleinkindern Sekret im Naseneingang mit einem Papiertaschentuch, gedrehter Watte/ Watteträger oder einer Kompresse entfernen. Um Verletzungen zu vermeiden, ist eine sichere Fixierung des Kopfes dringend erforderlich.
- Kopf leicht nach hinten neigen (lassen) und verordnete Tropfen bzw. Salbenstrang zunächst in ein Nasenloch einbringen. Größere Kinder auffordern, die Nasentropfen nach oben zu ziehen, ggf. ein Nasenloch zuhalten. Danach Nasentropfen bzw. -salbe in das andere Nasenloch einbringen. Nasensalbe kann auch mit einem Watteträger vorsichtig in der Nasenhöhle verteilt werden. Dies muss nach Operationen an/in der Nase mit äußerster Vorsicht geschehen.
- Kind noch für einen kurzen Moment in der benannten Position belassen, um ein frühzeitiges Herauslaufen der Nasentropfen-/salbe zu vermeiden.

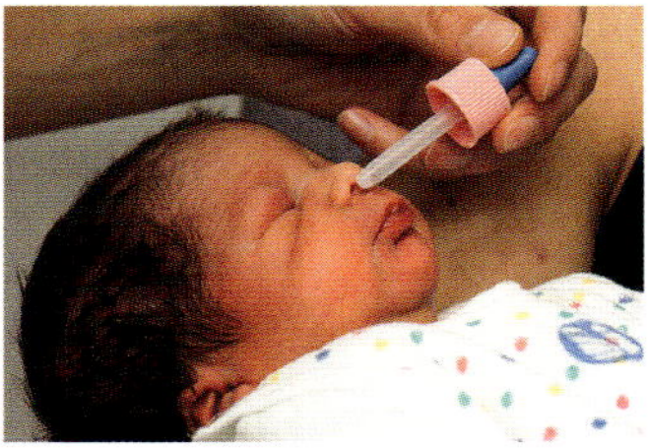

Ergänzung

Der im Rahmen der akuten Rhinitis auftretende Schnupfen sowie die behinderte Nasenatmung können bei Säuglingen zu **Trinkschwierigkeiten** und **Atemstörungen** führen. Da der Säugling fast ausschließlich über die Nase atmet, ist eine freie, unbehinderte Nasenatmung besonders wichtig. Daher sollten Nasentropfen beispielsweise **vor dem Stillen/der Nahrungsaufnahme** verabreicht werden.

Siehe auch → Karte 19 *„Atemerleichternde Maßnahmen"*

Physiologische Atemfrequenz und mögliche Abweichungen

Vervollständigen Sie den folgenden Text mit den unten aufgeführten Wörtern.

Als Dyspnoe wird eine ____________ Atmung bezeichnet, diese ist mit dem Gefühl der Atemnot verbunden. Häufig tritt bei dieser Form der Abweichung eine beschleunigte Atmung (________________) auf.

Mögliche Ursachen einer beschleunigten Atmung sind das Atemnotsyndrom bei Neugeborenen, Atemwegserkrankungen, Herzerkrankungen, Anämie und psychisch bedingte Hyperventilation. Eine erniedrigte Atemfrequenz wird hingegen als __________ bezeichnet. Potenzielle Auslöser hierfür sind Beeinträchtigungen des Atemzentrums (Hirnblutungen, Entzündungen, Tumoren), neuromuskuläre Erkrankungen oder Vergiftungen.

Weitere Auffälligkeiten der Atmung können über die ______ beobachtet werden. Die blau-rote Färbung von Haut und Schleimhäuten ist Ausdruck eines verringerten Sauerstoffgehalts im Blut. Eine ________ zeigt sich zunächst im Bereich der Finger bzw. Zehen, Nasen, Ohren und Lippen. Dies wird auch als _____________ bezeichnet.

Zyanose, erschwerte, Bradypnoe, Tachypnoe, Akrozyanose, Haut

Physiologische Atemfrequenz und mögliche Abweichungen

Als Dyspnoe wird eine erschwerte Atmung bezeichnet, diese ist mit dem Gefühl der Atemnot verbunden. Häufig tritt bei dieser Form der Abweichung eine beschleunigte Atmung (Tachypnoe) auf.
Mögliche Ursachen einer beschleunigten Atmung sind das Atemnotsyndrom bei Neugeborenen, Atemwegserkrankungen, Herzerkrankungen, Anämie und psychisch bedingte Hyperventilation. Eine erniedrigte Atemfrequenz wird hingegen als Bradypnoe bezeichnet. Potenzielle Auslöser hierfür sind Beeinträchtigungen des Atemzentrums (Hirnblutungen, Entzündungen, Tumoren), neuromuskuläre Erkrankungen oder Vergiftungen.
Weitere Auffälligkeiten der Atmung können über die Haut beobachtet werden. Die blau-rote Färbung von Haut und Schleimhäuten ist Ausdruck eines verringerten Sauerstoffgehalts im Blut. Eine Zyanose zeigt sich zunächst im Bereich der Finger bzw. Zehen, Nasen, Ohren und Lippen. Dies wird auch als Akrozyanose bezeichnet.

Ergänzung

Altersgemäße physiologische Atemfrequenz → Tab. 26.

Alter	Wachzustand (Atemzüge/ Min.)	Schlaf (Atemzüge/ Min.)
Neugeborenes	50–60	40–50
6–12 Monate	58–75	22–31
1.–2. Lebensjahr	30–40	17–23
2.–4. Lebensjahr	23–42	16–25
4.–6. Lebensjahr	19–36	14–23
6.–10. Lebensjahr	15–30	13–23
10.–12. Lebensjahr	15–28	13–19
12.–14. Lebensjahr	18–26	15–18

Tab. 26 Atemfrequenz im Wachzustand bei körperlicher Ruhe und im Schlaf

Atemnotsyndrom in der Neonatologie

Durch den Mangel an Surfactant, der oberflächenaktiven Substanz der Lungenzellen, und der unreifen Lungenstruktur kommt es bei **Frühgeborenen** besonders häufig zum **Atemnotsyndrom** (ANS). Surfactant wird von den Lungenzellen ab der 35. SSW gebildet und setzt die Oberflächenspannung der Alveolen bei der Ausatmung herab, sodass diese nicht kollabieren. Beim Surfactantmangel der Frühgeborenen entstehen Atelektasen aufgrund des Alveolenkollapses. Daraus resultieren eine Minderbelüftung und eine Hypoxie.

Welche klinischen Symptome treten direkt nach der Geburt oder innerhalb der ersten Stunden auf? Nennen Sie drei klinische Zeichen.

Atemnotsyndrom in der Neonatologie

- Tachypnoe und Dyspnoe
- Exspiratorisches Stöhnen
- Sternale und interkostale Einziehungen
- Nasenflügeln
- Abgeschwächtes Atemgeräusch
- Mikrozirkulationsstörung mit blassem Hautkolorit, Temperaturinstabilität, Zyanose

Ergänzung

Prävention:

- Intrauterine Lungenreifebehandlung: Bei drohender Frühgeburt erhält die Mutter eine Behandlung mit Glukokortikoiden möglichst 48 Std. vor der Geburt, diese Behandlung wird ggf. wiederholt.
- Schonende Geburt, gute Primärversorgung möglichst in einem Perinatalzentrum.

Therapie:

- Optimal Handling (soviel wie nötig, so wenig wie möglich!).
- Gezielte Sauerstoffzufuhr mittels CPAP bei leichten Formen des ANS.
- Intubation und Beatmung bei schweren Formen oder Verschlechterung.
- Surfactantgabe intratracheal über Sonde oder doppellumigen Tubus.

Siehe auch → Karte 18 „*Atembeobachtung*“

Asthma bronchiale

Beim **Asthma bronchiale** (kurz: Asthma) handelt es sich um eine **anfallsweise auftretende Atemwegsobstruktion,** die mit einer Hyperreagibilität des Bronchialsystems einhergeht. Asthma bronchiale ist die häufigste chronische Erkrankung im Kindesalter, ca. 8–10 % der Kinder sind davon betroffen. Sie kann in jedem Alter beginnen, meist aber manifestiert sie sich zwischen dem 2. und 5. Lebensjahr. Nach der Pubertät wird etwa die Hälfte der Patienten asymptomatisch.

Beschreiben Sie fünf Maßnahmen, die bei einem Asthmaanfall durchzuführen sind.

Asthma bronchiale

- Ruhe bewahren, Kind beruhigen
- Atemerleichternde Position einnehmen lassen, z. B. Kutschersitz, Oberkörperhochpositionierung
- Beengende Kleidung entfernen
- Intensivüberwachung bei Status asthmaticus bzw. schwerem Verlauf
- Bei der medikamentösen Therapie, z. B. Inhalation, assistieren und Kind auf Wirkung und Nebenwirkungen beobachten
- Ggf. Sauerstoffgabe (angewärmt u. angefeuchtet)
- Engmaschige Kontrolle von Atmung, Puls, Blutdruck, Temperatur und Sauerstoffsättigung, ggf. EKG-Monitoring
- Hustensekret auf Konsistenz, Beimengungen und Farbe beobachten

Siehe auch → Karte 19 „*Atemerleichternde Maßnahmen*"

Hypo-/Hyperventilation

Neben Atemfrequenz, Atemrhythmus und Atemqualität ist die **Atemtiefe** ein Beobachtungskriterium zur Überwachung von physiologischen und pathologischen Atemveränderungen.

Vervollständigen Sie den folgenden Text mit den unten aufgeführten Wörtern.

Eine übermäßige Steigerung der Atemtätigkeit wird als ______________ bezeichnet. Durch übermäßiges Abatmen von ______________ kann es zu Krämpfen (Hyperventilationstetanie) mit typischer Pfötchenstellung der Finger und ______________ kommen. Mögliche Ursachen hierfür sind ______________, Aufregung, Nervosität oder ____________.

Eine verminderte Atemtätigkeit, die ______________, führt zu einer verringerten ________ von Kohlendioxid. Ursachen hierfür sind zentrale Störungen oder eine metabolische ______________, z. B. bei Säuglingen mit hypertropher Pylorusstenose.

Alkalose, Hypoventilation, Schmerzen, Kohlendioxid, Hyperventilation, Bewusstlosigkeit, Abgabe, Angst

Hypo-/Hyperventilation

Eine übermäßige Steigerung der Atemtätigkeit wird als Hyperventilation bezeichnet. Durch übermäßiges Abatmen von Kohlendioxid kann es zu Krämpfen (Hyperventilationstetanie) mit typischer Pfötchenstellung der Finger und Bewusstlosigkeit kommen. Mögliche Ursachen hierfür sind Angst, Aufregung, Nervosität oder Schmerzen.
Eine verminderte Atemtätigkeit, die Hypoventilation, führt zu einer verringerten Abgabe von Kohlendioxid. Ursachen hierfür sind zentrale Störungen oder eine metabolische Alkalose z. B. bei Säuglingen mit hypertropher Pylorusstenose.

Ergänzung

Weitere Abweichungen der Atemtiefe sind die hechelnde Atmung und die Schonatmung. Die **hechelnde Atmung** besteht aus extrem oberflächlichen und beschleunigten Atemzügen mit geöffneten Mund. Die **Schonatmung** äußert sich durch vorsichtige, oberflächliche Atemzüge, wodurch häufig nicht alle Lungenbezirke belüftet werden.

Siehe auch → Karte 69 *„Pylorushypertrophie“*

Postnataler Kreislauf

Vor der Geburt dient die **Plazenta** dem Gasaustausch sowie dem Austausch von Nährstoffen und Stoffwechselprodukten. Fetus und Plazenta sind durch die **Nabelschnur** verbunden, die eine **Nabelvene** *(V. umbilicalis)* und zwei **Nabelarterien** *(Aa. umbilicales)* führt. Nach der Geburt ändern sich die Kreislaufverhältnisse.

Erläutern Sie die Veränderungen des fetalen Kreislaufs nach der Geburt.

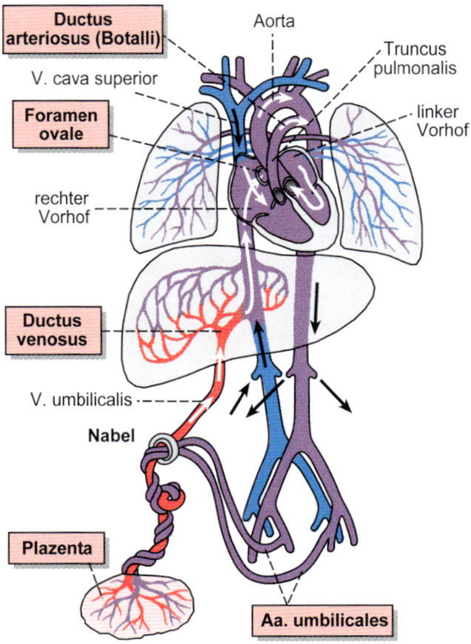

Postnataler Kreislauf

Bei der Geburt hört die Ent- und Versorgung durch die Plazenta schlagartig auf. Der Sauerstoffpartialdruck des kindlichen Bluts sinkt, der Kohlendixoidpartialdruck steigt an. Durch diesen Atemantrieb wird die erste Inspirationsbewegung ausgelöst, und im Thorax entsteht ein Unterdruck, wodurch sich die Lunge entfaltet. Der Widerstand im Lungenkreislauf verringert sich. Die Flussrichtung im *Ductus arteriosus Botalli* ändert sich, und über die Lungenarterien gelangt mehr Blut in den linken Vorhof.

Durch den resultierenden Druckanstieg im linken Vorhof wird das *Foramen ovale* klappenartig verschlossen. In den ersten Lebensmonaten verwachsen die Wandstrukturen. *Ductus arteriosus* und *Ductus venosus* verschließen sich innerhalb der ersten Lebensstunden durch Kontraktion der Wandmuskulatur. Bleibt das *Foramen ovale* oder der *Ductus arteriosus* offen, resultieren daraus herzbelastende Kurzschlusskreisläufe (angeborene Herzfehler).

Kongenitale Herzfehler

Circa 0,8 % aller Neugeborenen haben einen **kongenitalen (angeborenen) Herzfehler** (auch *kongenitales Vitium cordis,* lat. *vitium* = Fehler), sodass in Deutschland jährlich etwa 5.000 Kinder mit einem Vitium cordis geboren werden. In der Pädiatrie stellen die Herzfehler mit 90 % die häufigste Gruppe der Erkrankungen des Herz-Kreislauf-Systems dar.
Ein angeborener Herzfehler mit primärem Rechts-Links-Shunt ist die **Fallot-Tetralogie** (TOF).

Die Fallot-Tetralogie ist ein komplexes Vitium cordis, das aus vier Komponenten besteht. Nennen und beschreiben Sie diese kardialen Fehlbildungen.

Kongenitale Herzfehler

1. **Pumonalstenose:** Verengung (Stenose) des rechten Ventrikels, wodurch die Anreicherung des sauerstoffarmen Bluts in der Lunge beeinträchtigt wird. Die Symptomatik ist abhängig vom Schweregrad.
2. **Ventrikelseptumdefekt** (VSD): In der Scheidewand zwischen linker und rechter Herzkammer besteht ein Loch, sodass Blut aus dem kräftigen linken in den schwächeren rechten Ventrikel strömt. Es resultiert ein Links-Rechts-Shunt, durch den insbesondere der rechte Ventrikel und die Lungengefäße infolge des zusätzlich kreisenden Blutvolumens belastet werden.
3. **Nach rechts verlagerte Aorta** (reitende Aorta): Der linke und der rechte Ventrikel pumpen Blut in den Körperkreislauf. Es resultiert ein Rechts-Links-Shunt und damit eine primäre Zyanose, deren Intensität vom Ausmaß der Pulmonalstenose abhängig ist.
4. **Rechtsherzhypertrophie:** Tritt infolge der Pulmonalstenose auf.

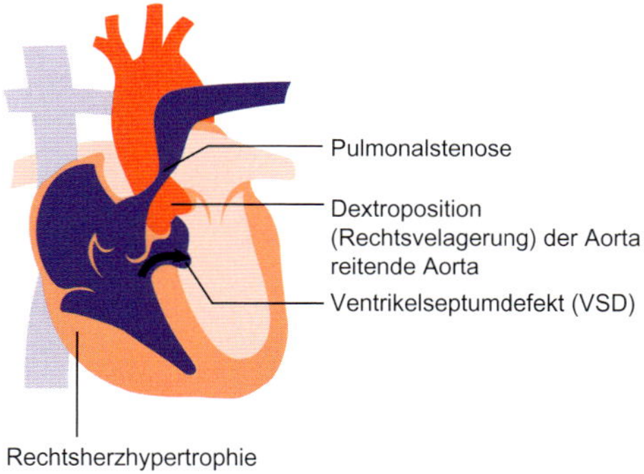

Synkope

Die **Synkope** ist ein **plötzlicher, kurzzeitiger Bewusstseinsverlust** von Sekunden bis wenigen Minuten infolge vorübergehender, globaler **Minderdurchblutung** des Gehirns. Auch ohne Behandlung ist eine vollständige Erholung des Betroffenen möglich. Es werden **drei Formen** mit jeweils mehreren Unterformen unterschieden.

Ordnen Sie in → Tab. 27 die Unterformen und Ursachen der jeweiligen Synkopenhauptform zu.

Hauptform	Unterformen und Ursachen
1. **Reflexsynkope** (nerval vermittelt): Folge einer viel zu starken Reaktion auf einen bestimmten Auslöser	a) – Tritt vor allem bei betagten Menschen auf und erfordert weitere Untersuchungen – Durch z. B. Medikamente, Volumenmangel, Beeinträchtigung des vegetativen Nervensystems – Bei Positionswechsel (Aufrichten vom Liegen zum Sitzen/Stehen)
2. **Kardiogene Synkope** (kardiovaskulär)	b) – Vasovagale Synkope: einfache Ohnmacht, die häufig bei Jugendlichen auftritt. Typischerweise langsames Zu-Boden-Sinken nach Auslösern wie Schreck, Schmerz, langem Stehen in warmen Räumen. Vorboten: Schwindel, Schwarzwerden vor Augen, Blässe, Schweißausbruch, Übelkeit – Karotis-Sinus-Synkope: Ausgelöst durch Kopfdrehung, engen Kragen; vor allem bei älteren Menschen mit Veränderungen der Halsarterien. Ursachensuche notwendig
3. **Synkope infolge orthostatischer Hypotonie**	c) – Infolge von Herzrhythmusstörungen oder struktureller Herzerkrankung; erfordert weitere Diagnostik – Charakteristischerweise keine Vorboten, unabhängig von der Ausgangsposition des Patienten

Tab. 27 Formen und Ursachen der Synkope

Synkope

Formen der Synkope mit Unterformen und Ursachen → Tab. 28.

Hauptform	Unterformen und Ursachen
1. **Reflexsynkope** (nerval vermittelt): Folge einer viel zu starken Reaktion auf einen bestimmten Auslöser.	b) – Vasovagale Synkope: einfache Ohnmacht, die häufig bei Jugendlichen auftritt. Typischerweise langsames Zu-Boden-Sinken nach Auslösern wie Schreck, Schmerz, langem Stehen in warmen Räumen. Vorboten: Schwindel, Schwarzwerden vor Augen, Blässe, Schweißausbruch, Übelkeit – Karotis-Sinus-Synkope: Ausgelöst durch Kopfdrehung, engen Kragen; vor allem bei älteren Menschen mit Veränderungen der Halsarterien.
2. **Kardiogene Synkope** (kardiovaskulär)	c) – Infolge von Herzrhythmusstörungen oder struktureller Herzerkrankung; erfordert weitere Diagnostik – Charakteristischerweise keine Vorboten, unabhängig von der Ausgangsposition des Patienten
3. **Synkope infolge orthostatischer Hypotonie**	a) – Tritt vor allem bei betagten Menschen auf und erfordert weitere Untersuchungen – Durch z. B. Medikamente, Volumenmangel, Beeinträchtigung des vegetativen Nervensystems – Bei Positionswechsel (Aufrichten vom Liegen zum Sitzen/Stehen)

Tab. 28 Formen und Ursachen der Synkope *(Lösung)*

Purpura Schönlein-Henoch

Die Purpura Schönlein-Henoch ist eine Vaskulitis (Gefäßerkrankung), deren Ursache auf einer immunologischen Reaktion beruht. Sie betrifft Jungen häufiger als Mädchen und tritt typischerweise im 2.–8. Lebensjahr auf. Oft waren die Kinder vorher an einem Infekt der oberen Luftwege erkrankt. Die Entzündung der kleinen Gefäße und Kapillaren führt zur Durchlässigkeit der Gefäßwände und zu Blutungen.

Nennen Sie drei klinische Zeichen, die bei Purpura Schönlein-Henoch auftreten können.

Purpura Schönlein-Henoch

- Schwellungen und Schmerzen großer Gelenke, z. B. der Sprunggelenke
- Hautblutungen in Form von Petechien oder Ekchymosen (größeren Hauteinblutungen) typischerweise an Unterschenkeln und am Gesäß
- Bauchschmerzen, Blut im Stuhl oder auch Invagination als Nachweis einer Beteiligung der Gefäße im Gastrointestinaltrakt *(Purpura abdominalis)*
- Hämaturie und ggf. Proteinurie

Ergänzung

Therapie:

- Die Gelenkbeschwerden werden analgetisch behandelt.
- Bei Purpura abdominalis besteht die Möglichkeit einer Therapie mit Kortikosteroiden.
- Insgesamt gute Prognose.

Pflege:

- Bei der tgl. Körperpflege ist die Beobachtung der Haut auf neue Effloreszenzen wichtig.
- Stuhl und Urin werden auf Blutbeimengungen untersucht.
- Kinder sind bei Blutungen in den Magen-Darm-Trakt und den daraus resultierenden Bauchschmerzen oft appetitlos → „gelenkte Wunschkost“ (Patienten Lebensmittel aus leichter Schonkost zur Auswahl stellen).
- Gegen die Gelenkschmerzen können auf ärztliche Anordnung Schmerzmedikamente verabreicht werden.
- Bei Ödemen an Hand- und Fußrücken können diese Körperteile erhöht positioniert werden.

Kawasaki-Syndrom

Das **Kawasaki-Syndrom** (auch mukokutanes Lmyphknotensyndrom) ist eine akute systemische Erkrankung der kleinen und mittleren Gefäße, deren Ursache unklar ist. Die erkrankten Kinder sind oft jünger als 4 Jahre, Jungen erkranken häufiger als Mädchen.

Beschreiben Sie fünf typische Symptome, die auf das Kawasaki-Syndrom hinweisen.

Kawasaki-Syndrom

- > 5 Tage dauerndes Fieber
- Konjunktivitis (Entzündung der Bindehaut) mit deutlicher Gefäßzeichnung ohne eitriges Exsudat
- Schleimhautveränderungen *(Enanthem)* der Lippen (Lacklippen) und der Mundhöhle (Himbeerzunge)
- Mittelfleckiges, makulopapulöses Exanthem und Rötung der Handinnenflächen und Fußsohlen mit Ausbildung einer Schuppung vor allem auf den Fingerkuppen in der 2.–3. Krankheitswoche
- Schwellung der Halslymphknoten
- Weiterhin können auftreten: Gelenkbeschwerden, nicht eitrige Meningitis, Karditis, Durchfall und Erbrechen, Nierenbeteiligung mit Proteinurie, deutlich erhöhte Entzündungszeichen und Thrombozytose in der 2.–3. Krankheitswoche

Ergänzung

Komplikationen: Eine schwerwiegende Komplikation kann die Beteiligung der Herzkranzgefäße sein. Es entstehen Aussackungen *(Aneurysmen),* die zu Thromben, Herzinfarkten und Rhythmusstörungen führen können.
Therapie: Die Kinder erhalten einmalig Immunglobuline i. v. Zur Verhinderung der Herzbeteiligung wird eine Therapie mit Acetylsalicylsäure durchgeführt. Eine Herzbeteiligung sollte durch eine Echokardiografie ausgeschlossen werden, sonst erfolgt unter regelmäßigen Kontrollen eine Fortführung der Therapie mit Acetylsalicylsäure. Die Prognose ist im Allgemeinen gut.

Phenylketonurie

Die **Phenylketonurie** (PKU) ist die häufigste **Störung des Aminosäurestoffwechsels.** Die Umwandlung der Amionsäure Phyenylalanin in Tyrosin (Baustein des Hautpigments Melanin) ist durch den Defekt des Enzyms gestört. Phenylalanin häuft sich an und wird vermehrt mit dem Urin ausgeschieden (daher der Name), Tyrosin tritt in verringerter Konzentration auf. Dieser Enzymdefekt wird autosomal-rezessiv vererbt. Er tritt mit einer Häufigkeit von 1:10.000 Menschen in Mitteleuropa auf.

Erläutern Sie die klinischen Zeichen einer Phenylketonurie im zeitlichen Verlauf. Nennen Sie vier Aspekte.

Phenylketonurie

- Neugeborene mit PKU sind in der Regel zunächst unauffällig. Erste Symptome treten etwa im 3. Lebensmonat auf und beruhen auf der Anhäufung von Phenylalanin sowie auf der verringerten Tyrosinkonzentration.
- Psychomotorische Retardierung mit neurologischen Symptomen wie muskuläre Hypertonie, Hyperreflexie, Hyperaktivität, zerebralen Krampfanfällen.
- Deutlich hellere Haut im Vergleich zu gesunden Familienmitgliedern, blaue Augen, blonde Haare, bei Säuglingen und Kleinkindern häufig Ekzeme.
- Muffiger Körpergeruch, da Phenylalanin als Phenylessigsäure in Urin und Schweiß ausgeschieden wird.

Ergänzung

Diagnostik und Therapie: Im Rahmen des Stoffwechselscreenings bei Neugeborenen wird der **Guthrie-Test** u. a. zum Nachweis der Phenylketonurie durchgeführt. Da Phenylalanin eine essenzielle Aminosäure ist, darf es nicht vollständig in der Nahrung fehlen. Die Betroffenen müssen also eine lebenslängliche phenylalaninarme Diät einhalten.

Nahrungsmittelallergien

Allergische Reaktionen auf Nahrungsmittel, die im Sinne einer Sofortreaktion (anaphylaktische Reaktion/Typ I) oder auch als zellvermittelte Typ-IV-Reaktionen (durch sensibilisierte T-Lymphozyten) auftreten können, manifestieren sich oft schon im Säuglingsalter. Die Prognose ist gut, im Alter von 7 Jahren sind > 90 % beschwerdefrei. Bei der Hälfte der Patienten mit sehr hohen IgE-Werten bleibt die Nahrungsmittelallergie allerdings bestehen. Gegebenenfalls kommen später auch Reaktionen auf Inhalationsallergene und dermatologische Auffälligkeiten wie z. B. Neurodermitis hinzu.

Zählen Sie die häufigsten Nahrungsmittelallergene im Kindesalter sowie mögliche Symptome nach der oralen Aufnahme dieser Allergene auf.

Nahrungsmittelallergien

Häufigste Nahrungsmittelallergene im Kindesalter:

- Hühnerei
- Kuhmilch
- Weizen
- Soja
- Nüsse, Erdnüsse
- Fisch

Klinische Zeichen:

- Anaphylaktische Sofortreaktion mit Lippenschwellung, Laryngospasmus, Urtikaria, Erbrechen, Durchfall, Asthma bis zum Schock
- Hauterscheinungen im Sinne einer atopischen Dermatitis oder Urtikaria
- Gastrointestinale Symptome wie Erbrechen, Koliken, Durchfall und Gedeihstörungen
- Respiratorische Symptome wie Rhinitis und Asthma

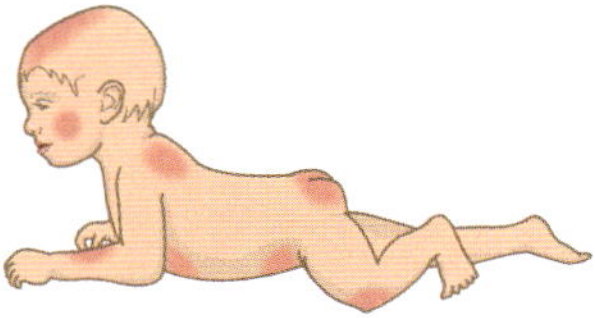

Prädilektionsstellen der atopischen Dermatitis im Säuglingsalter

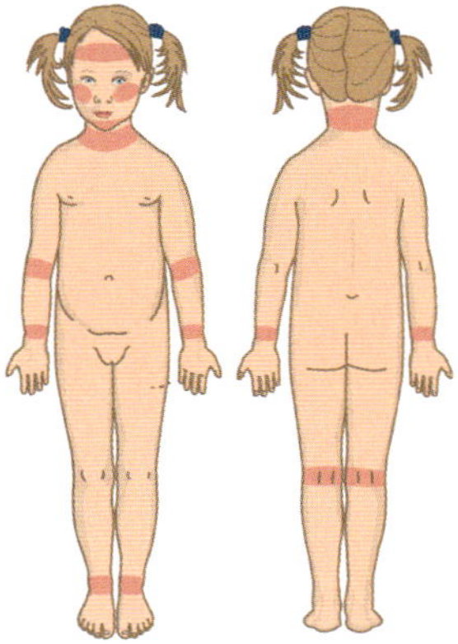

Prädilektionsstellen der atopischen Dermatitis ab dem Kindesalter

Siehe auch → Karte 50 *„Anaphylaktischer Schock"*

Diabetes mellitus

Kinder mit **Diabetes mellitus** werden in der Regel nur bei der Erstmanifestation sowie zur Einstellung der Insulintherapie stationär betreut. In spezialisierten Zentren werden Patienten und Eltern während eines ca. 2-wöchigen stationären Aufenthalts geschult. Das Diabetesschulungsteam setzt sich aus erfahrenen Kinderärzten, Diabetesberatern, Diätassistenten und Psychologen zusammen.
Hierbei liegt ein Hauptaugenmerk auf der **Schulung** des Kindes und der Eltern im Umgang mit der Krankheit. Ein Krankenhausaufenthalt kann darüber hinaus erforderlich sein, wenn Komplikationen auftreten oder wenn eine andere Behandlung durchgeführt werden muss. Die **Einstellung des Blutzuckerspiegels** über die Insulingabe ist im Krankenhaus erschwert, da der Diabetiker zu Hause und z. B. in der Schule unter anderen Bedingungen lebt als in der Klinik. Das Kind und dessen Eltern müssen unbedingt zum **selbstständigen Umgang mit der Erkrankung** angeleitet werden. Es ist deshalb notwendig, dass die Patienten und deren Bezugspersonen über die Krankheit gut informiert sind und die grundlegenden Prinzipien der Therapie beherrschen.

Nennen Sie vier elementare Informationen, die Patient und Eltern im Rahmen der Diabetesschulung erhalten sollten. Begründen Sie Ihre Aussage.

Diabetes mellitus

- Patient und Eltern müssen lernen, die Anzeichen einer Hypoglykämie (z. B. Heißhunger, Zittern, Schwitzen) rechtzeitig zu erkennen, um entsprechende Maßnahmen (z. B. Notfalltherapie mit Traubenzuckerlösung/Fruchtsaft) einleiten zu können. Den Eltern wird erläutert, wie wichtig es ist, die erhaltenen Informationen auch an weitere betreuende Personen und Institutionen weiterzugeben.
- Bewegung und Sport sind erwünscht, erfordern jedoch eine Anpassung der Ernährung bzw. Insulindosis, denn durch Muskelarbeit wird der Insulinbedarf gesenkt.
- Schulung der Eltern und je nach Alter/Entwicklungsstand auch des Kindes in der BZ-Bestimmung, Berechung der benötigten Insulinmenge sowie der subkutanen Insulingabe → Familie schrittweise an den Umgang mit der Erkrankung heranführen.
- Dokumentation der ermittelten BZ-Werte und verabreichten Insulinart und -menge mit Zeitangaben, sodass neben Patienten/Eltern auch der behandelnde Arzt einen Überblick über den Verlauf der Erkrankung hat (ggf. Modifikation der Therapie).

Ergänzung

Spezialambulanzen übernehmen die Verlaufskontrollen, indem sie die Stoffwechselführung beurteilen und nach Folgeschäden suchen (z. B. mittels augenärztlicher Untersuchungen). Durch einen gut eingestellten Diabetes soll die normale Entwicklung des Kindes gefördert und Folgeschäden vorgebeugt werden.

Morbus Hirschsprung

Dem **Morbus Hirschsprung** liegt eine **Aganglionose** (anlagebedingtes Fehlen von Ganglien und Nervenzellen) in der Darmwand zugrunde. Die Krankheit hat eine Inzidenz von 1:5000; Jungen sind deutlich häufiger betroffen. Im aganglionären Darmabschnitt ist die Muskulatur dauerhaft kontrahiert, es bildet sich eine **Stenose.** Proximal der Stenose ist das Darmlumen kompensatorisch stark erweitert *(Megacolon congenitum).*

Zählen Sie vier klinische Zeichen auf, die auf einen Morbus Hirschsprung hinweisen können.

Morbus Hirschsprung

- Chronische Obstipation
- Paradoxe Diarrhö
- Stark geblähtes Abdomen
- Erbrechen
- Nahrungsverweigerung

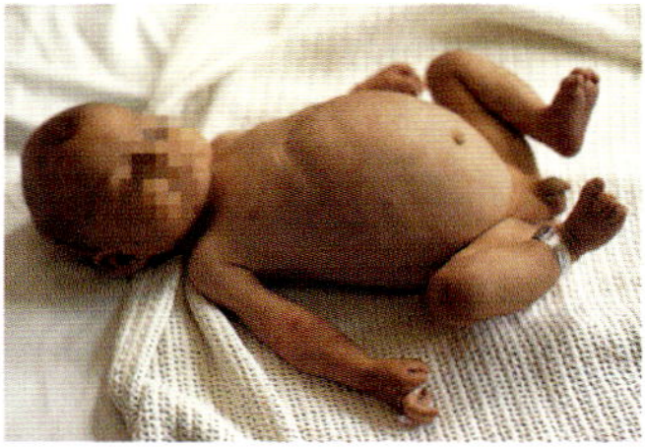

Ergänzung

Die oben genannten klinischen Zeichen werden auch als **Subileus-Symptomatik** bezeichnet.

Diagnostik: Bei der Palpation des Abdomens sind Kotmassen im Darm tastbar, bei der digitalen rektalen Untersuchung ist die Ampulle jedoch leer. Im Kolonkontrasteinlauf wird das Megakolon sichtbar gemacht. Eine zur Diagnosesicherung durchgeführte Rektumbiopsie zeigt das Fehlen der Ganglienzellen.

Siehe auch → Karte 67 *„Ileus"*

Ileus

Dem **akuten Abdomen** liegt oft eine lebensbedrohliche Erkrankung zugrunde, sodass eine sofortige diagnostische Abklärung und Therapie erforderlich sind. Auch Erkrankungen außerhalb des Magen-Darm-Trakts können zu einem akuten Abdomen führen. Beim Säugling besteht bei anhaltendem Schreien bis zum Beweis des Gegenteils der Verdacht auf ein akutes Abdomen. Andererseits können gerade bei lebensbedrohlichen Erkrankungen im Säuglingsalter wesentliche klinische Symptome auch fehlen. Neben akut auftretenden Bauchschmerzen äußert sich ein akutes Abdomen durch

- reduzierten Allgemeinzustand,
- Abwehrspannung als Hinweis auf eine Bauchfellentzündung (brettharter Bauch),
- veränderte Darmgeräusche, z. B. bei Ileus sehr spärliche Darmgeräusche,
- evtl. Fieber, Übelkeit, Erbrechen, Diarrhö oder Obstipation.

Bei einem **Ileus** (Darmverschluss) kommt es zu einer Unterbrechung der Darmpassage. Klinisch fallen die Kinder zunächst ebenfalls mit einem akuten Abdomen auf.

Erläutern Sie die beiden Erscheinungsformen eines Ileus und die dazugehörigen klinischen Zeichen.

Ileus

Mechanischer Ileus: Durch Darmverlegung von innen (z. B. Tumor) oder außen (z. B. Narbenstrang). Leitsymptome des akuten Abdomens sind krampfartige Bauchschmerzen, anfangs verstärkte, dann nachlassende Darmgeräusche. Fast immer ist eine operative Behandlung notwendig.
Paralytischer Ileus: Durch Darmlähmung, z. B. reflektorisch bei Entzündungen im Bauchraum oder Darmarterienverschluss. Eher Druckgefühl im Bauch, von Anfang an keine Darmgeräusche. Primär konservative Therapie, eventuell operative Behandlung der Grunderkrankung.

Ergänzung

Differenzialdiagnostisch ist auch immer an eine **Peritionitis** (Bauchfellentzündung) zu denken. Diese ist meist bakteriell bedingt, Hauptursache ist die Perforation eines bakteriell besiedelten Hohlorgans *(Perforationsperitonitis)* oder das Durchwandern der stark geschädigten Darmwand durch Bakterien *(Durchwanderungsperitonitis).*

Invagination

Bei einer **Invagination** leiden die Betroffenen plötzlich unter krampfartigen Bauchschmerzen und Erbrechen und setzen blutige Stühle ab. Im Rahmen der körperlichen Untersuchung ist möglicherweise eine walzenförmige Verdickung im Mittel- oder Oberbauch zu tasten, die sich sonografisch darstellen lässt.

Erläutern Sie mithilfe der Abbildung die Pathogenese der Invagination, gehen Sie dabei auch auf mögliche Komplikationen ein.

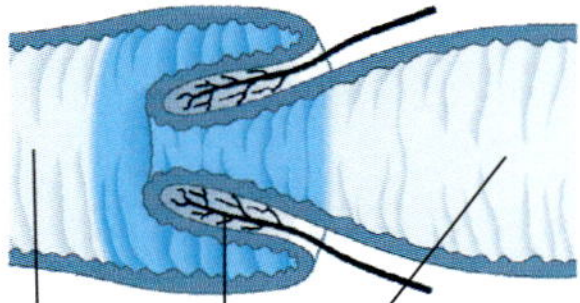

Invagination

Bei der Invagination stülpt sich ein proximaler (zur Körpermitte gelegener) Darmabschnitt, meistens das terminale (letzter Abschnitt) Ileum, in einen distalen (von der Körpermitte entfernten) Darmabschnitt, meist das Kolon. Bevorzugt sind Kinder im Alter von 3 bis 24 Monaten betroffen. Häufige Ursachen sind mesenteriale Lymphknotenschwellungen und Entzündungen der Darmwand.
Unbehandelt kommt es zum Ileus (Darmverschluss) und zur Nekrose der Darmwand, da die versorgenden Blutgefäße abgeschnürt sind. Des Weiteren kann es zu einer Peritonitis (Bauchfellentzündung) kommen.

Ergänzung

Therapeutisch wird unter sonografischer Kontrolle Flüssigkeit in den Dickdarm eingebracht, um über den hydrostatischen Druck ein Zurückführen *(Reposition)* der betroffenen Darmsegmente zu erzielen. Falls das Repositionsmanöver misslingt oder bereits Zeichen einer Perforation oder Peritonitis aufgetreten sind, wird ein operativer Eingriff notwendig.

Siehe auch → Karte 67 *„Ileus"*

Pylorushypertrophie

Die **Pylorushypertrophie** wird synonym auch als **Pylorusstenose** oder **Magenpförtnerverengung** bezeichnet.

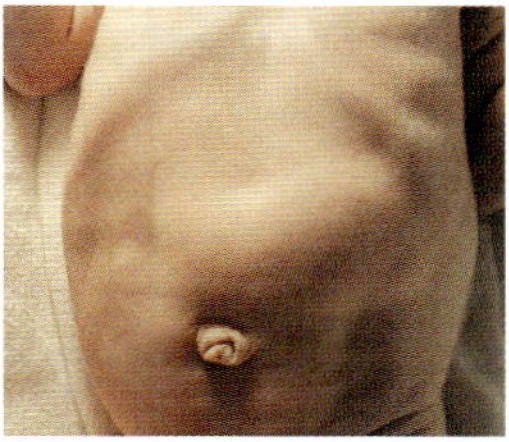

Kreuzen Sie in → Tab. 29 an, ob die jeweilige Aussage richtig oder falsch ist.

	Richtig	Falsch
1. Bei der Pylorushypertrophie handelt es sich um eine Erkrankung des Kleinkindes mit Magenausgangsstenose durch Hypertrophie der Pylorusmuskulatur.		
2. Die Ursache der Pylorushypertrophie ist nicht bekannt. Die Hypertrophie und Hyperplasie der Ringmuskulatur des Pylorus (Magenausgangs) führen zur Magenausgangsverengung und damit zur Magenentleerungsstörung.		
3. Ein Hinweis auf die Diagnose kann eine kleine Walze geben, die nach der Nahrungsaufnahme oft im Oberbauch tastbar wird. Zudem ist meist eine verstärkte Peristaltik sichtbar.		
4. Klinische Zeichen der Pylorusstenose sind ein unruhiges Verhalten unmittelbar vor der Nahrungsaufnahme sowie Übelkeit und Erbrechen unabhängig von der Nahrungsaufnahme.		
5. Die Behandlung erfolgt meist konservativ, indem die Nahrung des Säuglings angedickt wird. Im Bedarfsfall wird ergänzend eine medikamentöse Therapie mit Antiemetika eingeleitet.		

Tab. 29 Pylorushypertrophie

Pylorushypertrophie

Pylorushypertrophie → Tab. 30.

	Richtig	Falsch
1. Bei der Pylorushypertrophie handelt es sich um eine Erkrankung des Kleinkindes mit Magenausgangsstenose durch Hypertrophie der Pylorusmuskulatur.		✗
2. Die Ursache der Pylorushypertrophie ist nicht bekannt. Die Hypertrophie und Hyperplasie der Ringmuskulatur des Pylorus (Magenausgangs) führen zur Magenausgangsverengung und damit zur Magenentleerungsstörung.	✗	
3. Ein Hinweis auf die Diagnose kann eine kleine Walze geben, die nach der Nahrungsaufnahme oft im Oberbauch tastbar wird. Zudem ist meist eine verstärkte Peristaltik sichtbar.	✗	
4. Klinische Zeichen der Pylorusstenose sind ein unruhiges Verhalten unmittelbar vor der Nahrungsaufnahme sowie Übelkeit und Erbrechen unabhängig von der Nahrungsaufnahme.		✗
5. Die Behandlung erfolgt meist konservativ, indem die Nahrung des Säuglings angedickt wird. Im Bedarfsfall wird ergänzend eine medikamentöse Therapie mit Antiemetika eingeleitet.		✗

Tab. 30 Pylorushypertrophie *(Lösung)*

Ergänzung

Zu Aussage 1 Betroffen sind vor allem **Neugeborene und junge Säuglinge**. Meist beginnt die Symptomatik ab der 3. Lebenswoche.

Zu Aussage 4 Typische klinische Zeichen sind **schwallartiges Erbrechen („im Bogen") nach den Mahlzeiten,** das in der Folge zunimmt. Das Erbrochene riecht sauer, ist aber nicht gallig. Als charakteristisch gilt ein **ernster Gesichtsausdruck** des Säuglings mit „Sorgenfalten" auf der Stirn.

Zu Aussage 5 Die Behandlung erfolgt nach einem eventuell notwendigen parenteralen **Ausgleich des Flüssigkeits-, Elektrolyt- und Säure-Basen-Haushalts** durch eine **Pyloromyotomie** (meist laparoskopisch).

Nekrotisierende Enterokolitis (NEC)

Bei der **nekrotisierenden Enterokolitis** handelt es sich um eine hämorrhagisch-nekrotisierende **entzündliche Erkrankung des Dünn- und Dickdarms.** Dabei kommt es im Verlauf der Entzündung zum Auftreten von intramuraler Luft *(Pneumatosis intestinales)* im Darm. Besonders betroffen sind sehr kleine und untergewichtige Frühgeborene oder dystrophe Neugeborene.

Nennen Sie je drei mögliche Ursachen und klinische Zeichen der nekrotisierenden Enterokolitis.

Nekrotisierende Enterokolitis (NEC)

Ursachen:

- Minderperfusion mesenterialer Gefäße führt zu Sauerstoffmangel des Darms. Durch die Ischämie können pathogene Keime leicht in die Darmwand eindringen und diese schädigen.
- Mechanische Schädigung der Darmwand durch Nahrung oder Medikamente.
- Immunologische Unreife.

Klinische Zeichen:

- Neugeborene erkranken eher in den ersten Lebenstagen, Frühgeborene innerhalb der ersten Lebenswoche. Die Erkrankung kann akut oder schleichend beginnen.
- Allgemeinsymptome: Temperaturinstabilität, Apnoen, Bradykardien, Tachypnoe, Azidose, Gerinnungsstörung, Schock.
- Gastrointestinale Symptome: Nahrungsverweigerung, galliges Erbrechen, Nahrungsretention, schleimig-blutige Stühle, geblähtes, berührungsempfindliches Abdomen, Ödem und Erythem (entzündliche Rötung der Haut) der prall gespannten, schmerzhaften Bauchhaut.

Ergänzung

Die NEC ist eine **lebensbedrohliche Darmentzündung,** die zu Perforationen und Peritionitis führen kann. Die Letalität ist trotz Therapie hoch und liegt bei 10 %, nach Darmperforation bei ca. 30 %.

Therapeutisch wird bei Verdacht auf NEC eine sofortige Nahrungskarenz eingeleitet, die Patienten erhalten eine parenterale Ernährung sowie eine geöffnete nasogastrale Magensonde, damit Mageninhalt ablaufen kann. Es erfolgt eine systemische intravenöse antibiotische Behandlung. Nekrotische oder perforierte Darmabschnitte werden operativ entfernt, ggf. wird ein Stoma angelegt.

Ösophagusatresie

Bei der **Ösophagusatresie** ist die Kontinuität der Speiseröhre unterbrochen. Es gibt **verschiedene Formen** dieser Fehlbildung (siehe Abbildung).

Formen der Ösophagusatresie

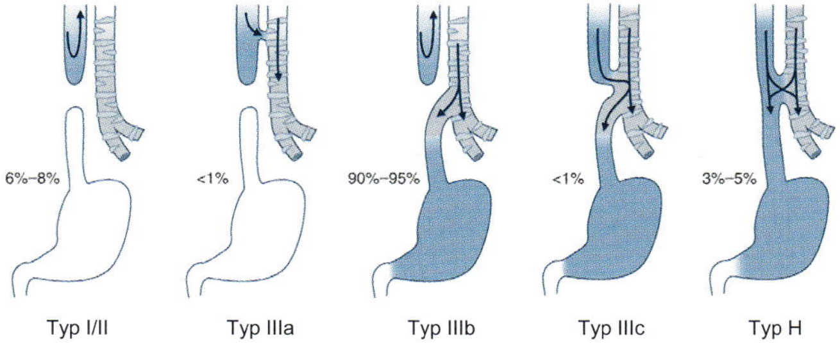

In 90 % der Fälle endet der obere Speiseröhrenstumpf blind, und der untere Stumpf weist eine Fistel (Verbindungsgang) zur Trachea auf. Über die untere Fistel kann Magensaft in die Atemwege gelangen und eine Aspirationspneumonie verursachen. Die Häufigkeit beträgt etwa 1:3.000, bei 30 % der betroffenen Kinder finden sich weitere Fehlbildungen.

Welche Kriterien weisen auf das Vorliegen einer Ösophagusatresie hin? Nennen Sie vier.

Ösophagusatresie

- Sonografischer Nachweis von zu großer Fruchtwassermenge *(Polyhydramnion)* im Mutterleib. Dies kommt zustande, weil der Fetus das Fruchtwasser nicht wie sonst üblich schlucken kann.
- Schaumiger Speichel vor Mund und Nase.
- Nahrung läuft zurück.
- Erstickungsanfall und Zyanose beim Trinken.
- Vorgewölbtes Abdomen, da über die Fistel Luft in den Magen gelangt.

Ergänzung

Wird bereits in der **Schwangerschaft** die Verdachtsdiagnose einer Ösophagusatresie geäußert, so wird beim Neugeborenen unmittelbar nach der Geburt der Magen sondiert. Bei einem Kind mit einer Ösophagusatresie kann die Sonde nur wenige Zentimeter vorgeschoben werden. Die Röntgendarstellung mit Lufteingabe und Kontrastmittel sichert die Diagnose.

Therapie: Die OP sollte wegen der Aspirationsgefahr innerhalb von 24 Std. erfolgen. Dabei werden die Ösophagusenden durch Anastomosen verbunden sowie die Fistel verschlossen.

Hyperbilirubinämie

Bei einem **Ikterus** handelt es sich um eine Gelbfärbung der Haut und Bindehaut. Diese entsteht bei einer **erhöhten Konzentration von Bilirubin** im Blut (Hyperbilirubinämie). Bilirubin ist das wasserunlösliche Abbauprodukt des Hämoglobins, das in der Leber mittels des Enzyms Glukuronyltransferase konjugiert wird. Diese wasserlösliche Form kann mit der Galle über den Darm ausgeschieden werden.

Oftmals lassen sich vor dem diagnostischen Nachweis einer Hyperbilirubinämie bereits Frühsymptome erkennen. Nennen Sie vier.

Hyperbilirubinämie

- Apathie
- Muskuläre Hypotonie
- Abgeschwächte Neugeborenenreflexe
- Trinkschwäche
- Erbrechen
- Schrilles Schreien

Ergänzung

Eine Hyperbilirubinämie kann zu einer **irreversiblen Schädigung** im Bereich der Basalganglien im Gehirn führen. Folge ist die **Bilirubinenzephalopathie.** Anzeichen hierfür sind:

- Vorgewölbte Fontanelle
- Muskuläre Hypertonie mit Opisthotonus (Krampf der Rückenstreckmuskulatur)
- Zerebrale Krampfanfälle

Überlebende zeigen eine mentale und motorische Entwicklungsstörung sowie Taubheit.

Rhesusunverträglichkeit

Die Blutgruppeneigenschaften sind an der Erythrozytenoberfläche verankert. Zu den bekanntesten Blutgruppeneigenschaften zählen das AB0-System und der **Rhesusfaktor** (Rh-Faktor oder D). Lässt sich der Rhesusfaktor nachweisen, so ist die Person Rhesus-positiv (Rh+), Menschen ohne diesen Faktor sind Rhesus-negativ (Rh-). Die Besonderheit des Rhesussystems im Vergleich zum AB0-System besteht darin, dass ein Rhesus-negativer Mensch erst dann **Antikörper gegen den Rhesusfaktor** (Anti-D) produziert, wenn er mit diesem Kontakt hatte. Anti-D gehört zu den Immunglobulinen der Klasse G (IgG). IgG sind deutlich kleiner als IgM und damit plazentagängig.

Erläutern Sie, unter welchen Bedingungen es zu einer Rhesusunverträglichkeit *(Rhesus-Inkompatibilität)* zwischen Mutter und Kind kommen kann.

Rhesusunverträglichkeit

Der Rh-Faktor wird dominant vererbt, daher kann eine Rhesus-negative Frau ein Rhesus-positives Kind von einem Rhesus-positiven Mann erwarten. Bei der ersten Schwangerschaft sind keine Komplikationen zu erwarten. Doch bei der Geburt/Fehlgeburt können kindliche Erythrozyten ins mütterliche Blut gelangen und so die Anti-D-Produktion veranlassen. Bei einer weiteren Schwangerschaft mit einem Rhesus-positiven Kind gelangen die nach der ersten Geburt gebildeten Antikörper über die Plazenta ins kindliche Blut und zerstören die Erythrozyten. Es kommt zum **Morbus haemolyticus fetalis,** der zum intrauterinen Fruchttod führen kann. Wenn das Kind überlebt, ist es schwer geschädigt und leidet an einem **Morbus haemolyticus neonatorum** (klinisches Bild: schwere Anämie mit Leber- und Milzvergrößerung sowie ausgeprägten Ödemen *[Hydrops]* und Ikterus).

Ergänzung

Die **Anti-D-Prophylaxe** ist die entscheidende Maßnahme, um eine Hämolyse beim Kind zu verhindern. Rhesus-negative Frauen erhalten Anti-D-Immunglobuline in allen Situationen, in denen sie Kontakt zu Rhesus-positiven Erythrozyten gehabt haben könnten. Dadurch werden die „fremden" Erythrozyten beseitigt und das Immunsystem wird nicht angeregt, selber Anti-D- und Gedächtniszellen zu bilden. Die Anti-D-Prophylaxe erfolgt prophylaktisch in der 28. SSW, nach der Geburt des Rhesus-positiven Kindes, nach Eingriffen in der Schwangerschaft wie Fruchtwasseruntersuchung, nach einer Fehlgeburt bzw. einem Schwangerschaftsabbruch sowie bei Blutungen in der Schwangerschaft.

Hämophilie

Bei der **Bluterkrankheit** handelt es sich um eine X-chromosomal-rezessiv vererbte Koagulopathie, die in der Regel nur Jungen und Männer mit einer Häufigkeit von 1:10.000 betrifft. Bei 30 % tritt diese Erkrankung infolge einer Neumutation auf, d. h., in diesen Familien war bisher niemand erkrankt. Zwei Formen der Hämophilie werden unterschieden:

- Hämophilie A (85 %): Mangel an Gerinnungsfaktor VIII (F VIII)
- Hämophilie B (15 %): Mangel an Gerinnungsfaktor IX (F IX)

Die vorhandene Restaktivität des Gerinnungsfaktors bestimmt den Schweregrad der Erkrankung, z. B. schwere Hämophilie bei 1 %, leichte Hämophilie bei 5–15 % Aktivität.

Welche Leitsymptome weisen auf eine erhöhte Blutungsneigung hin? Nennen Sie sechs.

Hämophilie

- Gehäufte blaue Flecken (Hämatome)
- Nasen- und Zahnfleischbluten
- Auffallend starke, lange oder wieder einsetzende Blutungen nach Verletzungen
- Blutungen bei Zahnwechsel/nach Zahnentfernung
- Bei Mädchen in der Pubertät verstärkte Menstruationsblutungen
- Petechien (punktförmige Hautblutungen)
- Bei starker Ausprägung Muskel-, Gelenk- und Organblutung (z. B. gastrointestinale Blutungen)
- Bei Neugeborenen schwere Hirnblutungen und Blutungen aus dem Nabelstumpf

Ergänzung

Erste Untersuchungen sind die Bestimmungen von **PTT**- und **Quick-Wert,** die ggf. durch weitere Untersuchungen bis zur Einzelfaktorbestimmung ergänzt werden.

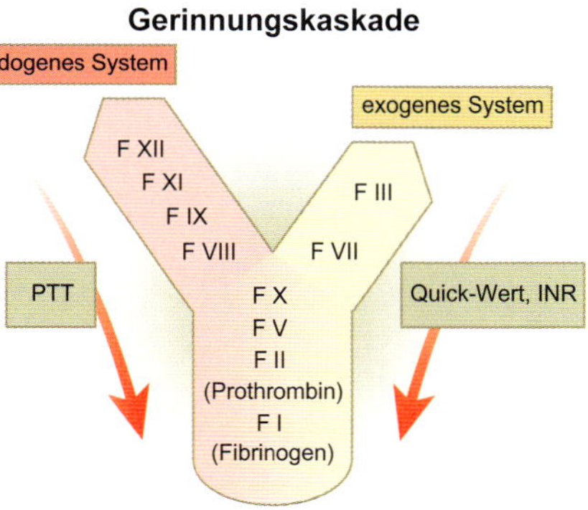

Blutstammzelltransplantation

Eine **Blutstammzelltransplantation** (*hämatopoetische Stammzelltransplantation,* HSZT) ist die Übertragung von Stammzellen der Blutbildung. Hauptindikation hierfür stellen bösartige Erkrankungen des blutbildenden Systems dar. Stammzelltransplantationen werden nach dem Spender unterteilt in

- allogene (von einem anderen Spender) und
- autologe (vom Patienten selbst)

Transplantationen.

Unabhängig davon, von wem die Blutstammzellen kommen, können sie auf verschiedene Arten gewonnen werden.

Nennen Sie die drei Arten der Blutstammzellgewinnung.

Blutstammzelltransplantation

1. Am längsten bekannt ist die Gewinnung von Blutstammzellen aus dem Knochenmark (Knochenmarkstammzellen, KMSZ) durch mehrfache Beckenkammpunktion. Dies erfolgt zeitnah zur Transplantation unter Vollnarkose.
2. Zweite Möglichkeit ist die Gewinnung aus dem peripheren Blut. Die Gewinnung dieser peripheren Blutstammzellen (PBSZ) erfolgt durch Leukapherese (überschüssige weiße Blutzellen werden aus dem Blut gefiltert) nach Vollbehandlung des Spenders mit G-CSF, einem Wachstumsfaktor der Blutbildung.
3. Am seltensten genutzt werden Nabelschnurblutstammzellen (NSBZ) aus dem Plazentarestblut durch Punktion der Nabelschnur nach der Geburt.

Juvenile rheumatoide Arthritis

Die **juvenile rheumatoide Arthritis** (JRA) ist eine Gelenkentzündung, die vor dem 16. Lebensjahr beginnt, länger als 6 Wochen andauert und für die keine andere Ursache gefunden werden kann.

Kreuzen Sie in → Tab. 31 an, ob die jeweilige Aussage richtig oder falsch ist.

	Richtig	Falsch
1. Der der JRA zugrunde liegende Autoimmunprozess richtet sich hauptsächlich gegen die Synovia (Gelenkinnenhaut) großer und kleiner Gelenke, die mit entzündlichen Veränderungen reagieren.		
2. Die Prognose der juvenilen rheumatoiden Arthritis ist aufgrund des frühen Erkrankungsbeginns deutlich schlechter als bei der rheumatoiden Erkrankung im Erwachsenenalter.		
3. Klinisch zeigt sich die JRA durch livide und kühle Hautareale im Bereich der Gelenke.		
4. Bei einer extraartikulären Manifestation (systemischen Arthritis) sind schwere Organbeteiligungen möglich, z. B. Herzbeteiligung (Perikarditis/Myokarditis/Pleuritis), Vergrößerung der Lymphknoten oder Anämie.		
5. Auch Jahre nach einer ausgeheilten Arthritis kann eine Uveitis (Entzündung der Aderhaut und der Iris) auftreten und zur Erblindung führen.		

Tab. 31 Juvenile rheumatoide Arthritis

Juvenile rheumatoide Arthritis

Juvenile rheumatoide Arthritis → Tab. 32.

	Richtig	Falsch
1. Der der JRA zugrunde liegende Autoimmunprozess richtet sich hauptsächlich gegen die Synovia (Gelenkinnenhaut) großer und kleiner Gelenke, die mit entzündlichen Veränderungen reagieren.	X	
2. Die Prognose der juvenilen rheumatoiden Arthritis ist aufgrund des frühen Erkrankungsbeginns deutlich schlechter als bei der rheumatoiden Erkrankung im Erwachsenenalter.		X
3. Klinisch zeigt sich die JRA durch livide und kühle Hautareale im Bereich der Gelenke.		X
4. Bei einer extraartikulären Manifestation (systemischen Arthritis) sind schwere Organbeteiligungen möglich, z. B. Herzbeteiligung (Perikarditis/Myokarditis/Pleuritis), Vergrößerung der Lymphknoten oder Anämie.	X	
5. Auch Jahre nach einer ausgeheilten Arthritis kann eine Uveitis (Entzündung der Aderhaut und der Iris) auftreten und zur Erblindung führen.	X	

Tab. 32 Juvenile rheumatoide Arthritis *(Lösung)*

Ergänzung

Zu Aussage 1 Neben einer Synovitis (Entzündung der Gelenkinnenhaut) kommt es in unterschiedlichem Ausmaß zu einer Beteiligung innerer Organe und des Auges.

Zu Aussage 2 Die Prognose im Kindesalter ist **bedeutend besser** als im Erwachsenenalter.

Zu Aussage 3 **Entzündungszeichen wie Rötung, Schwellung, Schmerz, Überwärmung und Bewegungseinschränkung sowie Morgensteifigkeit** stellen die klinischen Zeichen der JRA dar. Bei chronischen Verläufen sind Knorpel- und Knochenveränderungen ebenso wie Versteifungen möglich.

Zu Aussage 5 Auch bei fehlenden Symptomen werden bei Kindern mit oder nach einer JRA halbjährliche Kontrollen beim Augenarzt empfohlen.

Infektionskrankheiten im Kindesalter

Grundsätzlich kann man in jedem Alter eine **Infektionskrankheit** bekommen. Bestimmte Eigenschaften des Erregers und des Immunsystems aber sind dafür verantwortlich, dass sich Infektionskrankheiten hauptsächlich im Kindesalter manifestieren und daher als **Kinderkrankheiten** bezeichnet werden. Neugeborene und Säuglinge erkranken in der Regel nicht. Die Mutter, vorausgesetzt sie hat die Infektionskrankheit selber durchgemacht, hat den Fetus in der Schwangerschaft über die Plazenta mit ihren Antikörpern ausgestattet. Dieser **Nestschutz** bewahrt das Kind ungefähr 6 Monate vor einer Infektionskrankheit. Die Erreger von Kinderkrankheiten sind häufig hochinfektiös (Kontagions- oder Infektionsindex meist 95 %).

Ordnen Sie in → Tab. 33 die darunter stehenden Infektionskrankheiten im Kindesalter den jeweiligen Erregern (Viren oder Bakterien) zu.

Viren	Bakterien

Tab. 33 Virale und bakterielle Infektionskrankheiten im Kindesalter

Windpocken (Varizellen); Scharlach; Masern (Morbilli); Röteln (Rubella, Rubeola); Keuchhusten (Pertussis); Infektiöse Mononukleose (Pfeiffer-Drüsenfieber); Mumps (Ziegenpeter, Parotitis epidemica); Epiglottitis; Kinderlähmung (Poliomyelitis); Diphtherie

Infektionskrankheiten im Kindesalter

Übersicht über die wichtigsten viralen und bakteriellen Infektionskrankheiten im Kindesalter → Tab. 34.

Viren	Bakterien
• Windpocken (Varizellen) • Masern (Morbilli) • Röteln (Rubella, Rubeola) • Infektiöse Mononukleose (Pfeiffer-Drüsenfieber) • Mumps (Ziegenpeter, Parotitis epidemica) • Kinderlähmung (Poliomyelitis)	• Scharlach • Keuchhusten (Pertussis) • Epiglottitis • Diphtherie

Tab. 34 Virale und bakterielle Infektionskrankheiten im Kindesalter *(Lösung)*

Siehe auch → Karte 78 *„Pflege bei Infektionskrankheiten"*

Pflege bei Infektionskrankheiten

Vervollständigen Sie den folgenden Text mit den unten aufgeführten Wörtern.

Die Maserninfektion gehört zu den weltweit verbreiteten ________________, die nach uncharakteristischen, katarrhalischen Erscheinungen das typische _________ (Hautausschlag) hervorrufen. Dieses beginnt am _ Krankheitstag hintern den ________ und breitet sich von dort innerhalb von 2 Tagen über das Gesicht, den Rumpf und die ____________ aus. Es handelt sich um rote, leicht erhabene ____________, die z. T. _________________ *(konfluieren)*, sodass die betroffenen Hautareale eine diffuse Rötung aufweisen. Etwa ____ Tage nach dem Exanthemausbruch entfiebert das Kind, und das Allgemeinbefinden verbessert sich.

______________, auch Ziegenpeter oder Parotitis epidemica genannt, wird ebenfalls durch Paramyxoviren hervorgerufen und befällt vor allem 5- bis 15-Jährige. Durch die hohe Infektiosität kommt es zu einer 85%igen Durchseuchung der erwachsenen Bevölkerung. Die Erkrankung manifestiert sich an ________, insbesondere an der _______________ *(Glandula parotis)*, kann aber auch eine ________ oder eine Meningitis hervorrufen.

Ohren, Paramyxoviren, zusammenfließen, Ohrspeicheldrüse, Drüsen, 4, Flecken, 4., Mumps, Exanthem, Extremitäten

Pflege bei Infektionskrankheiten

Erreger der Maserninfektion sind die weltweit verbreiteten Paramyxoviren, die nach uncharakteristischen, katarrhalischen Erscheinungen das typische Exanthem (Hautausschlag) hervorrufen. Dieses beginnt am 4. Krankheitstag hintern den Ohren und breitet sich von dort innerhalb von 2 Tagen über das Gesicht, den Rumpf und die Extremitäten aus. Es handelt sich um rote, leicht erhabenene Flecken, die z. T. zusammenfließen *(konfluieren),* sodass die betroffenen Hautareale eine diffuse Rötung aufweisen. Etwa 4 Tage nach dem Exanthemausbruch entfiebert das Kind, und das Allgemeinbefinden verbessert sich.
Mumps, auch Ziegenpeter oder Parotitis epidemica genannt, wird ebenfalls durch Paramyxoviren hervorgerufen und befällt vor allem 5- bis 15-Jährige. Durch die hohe Infektiosität kommt es zu einer 85%igen Durchseuchung der erwachsenen Bevölkerung. Die Erkrankung manifestiert sich an Drüsen, insbesondere an der Ohrspeicheldrüse *(Glandula parotis),* kann aber auch eine **Orchitis** oder eine Meningitis hervorrufen.

Ergänzung

Weltweit **sterben** jährlich ca. 1 Mio. Menschen **an Masern.** Neben bakteriellen Superinfektionen besteht die Gefahr der Masernenzephalitis sowie einer subakut sklerosierenden Panenzephalitis.
Bei **Mumps** tritt eine Enzephalitis mit bleibenden Schäden eher selten auf. Ca. 30 % der mumpsinfizierten Jungen entwickeln eine **Orchitis.** Das Auftreten einer Hodenatrophie sowie Sterilität ist möglich, insgesamt jedoch selten.

Siehe auch → Karte 14 „*Isolierung eines Kindes*“

Pseudokrupp

Der Pseudokrupp (subglottische Laryngitis, stenosierende Laryngitis) tritt vom (älteren) Säuglings- bis zum Kindergartenalter mit Schwellung des Kehlkopfausgangs auf. Die Anfälle treten vor allem abends und in der Nacht auf. Leitsymptome sind leichtes Fieber, Heiserkeit, bellender Husten und eventuell inspiratorischer Stridor oder Dyspnoe.

Welche Erstmaßnahmen sind bei einem Pseudokrupp-Anfall zu ergreifen?

Pseudokrupp

- Kind hochnehmen
- Ruhig bleiben und Kind beruhigen
- Kind in eine möglichst feuchte, kühle Umgebung bringen, z. B. zum geöffneten Fenster
- Bei Weiterbestehen der Beschwerden Kortison-Suppositorium verabreichen
- Bei fortbestehender Atemnot ggf. intensivmedizinische Maßnahmen wie Intubation nötig

Ergänzung

Die **Prognose** ist insgesamt gut. Wegen der häufigen Rezidive sollten Eltern Kortison-Suppositorien zu Hause haben. Sie sollten zudem über **weitere einzuleitende Erstmaßnahmen,** z. B. feuchte Tücher aufhängen, Inhalation etc., bei einem erneuten Anfall informiert werden.

Siehe auch → Karte 19 *„Atemerleichternde Maßnahmen"*

Hämolytisch-urämisches Syndrom

Das gemeinsame Auftreten von Hämolyse, Thrombopenie, Kreatinin- und Harnstoffanstieg im Serum, verbunden mit einer Oligurie oder Anurie, wird als **hämolytisch-urämisches Syndrom (HUS)** bezeichnet. Das HUS ist die häufigste Ursache des **akuten Nierenversagens** im Kindesalter. Der Häufigkeitsgipfel liegt bei Kindern im Alter zwischen einem und 4 Jahren, die Erkrankung kann jedoch in jedem Alter auftreten.

Nennen Sie je drei mögliche Ursachen des HUS sowie die klinischen Zeichen.

Hämolytisch-urämisches Syndrom

Ursachen:

- Am häufigsten: Infektion mit enterohämorrhagischen Escherichia-coli-Bakterien (EHEC)
- Systemische Erkrankungen (Tumoren, Glomerulonephritiden, Transplantationsabstoßungsreaktionen)
- Medikamenteneinnahme
- Vererbte Formen

Klinische Zeichen:

- Wässriger und/oder blutiger Durchfall
- Ggf. Infekt der oberen Luftwege
- Fieber
- Erbrechen
- Bauchschmerzen
- Neurologische Symptome wie Schläfrigkeit oder Krampfanfälle

Ergänzung

Therapie: Eine kausale Therapie gibt es bisher nicht. Die symptomatische Therapie umfasst die Flüssigkeitsbilanzierung, Verabreichung eines Diuretikums, Transfusion bei Hb-Werten $\leq$ 5 g/dl und die Nierenersatztherapie bei akutem Nierenversagen.

Osteomyelitis

Bei der **Osteomyelitits** handelt es sich um eine meist bakteriell bedingte **Entzündung des Knochenmarks,** die erst sekundär auf das Knochengewebe übergreift. Häufigster Erreger der Osteomyelitis sind Staphylokokken, aber auch Streptokokken, die auf folgenden Wegen den Knochenmarkraum erreichen:

- **Hämatogene Infektion:** Auf dem Blutweg gelangen Keime von einem primären Eiterherd, z. B. in der Haut oder im Nasen-Rachen-Raum, in die Knochenmarkhöhle.
- **Direkte Infektion:** Bei offenen Frakturen.
- **Fortgeleitete Infektion:** Selten; z. B. bei Muskel- oder Weichteilinfektion.

Beschreiben Sie die therapeutischen Grundzüge sowie die Prognose bei Osteomyelitis.

Osteomyelitis

Therapie:

- Hochdosierte Antibiotikatherapie über 3–6 Wochen, in den ersten Wochen i. v.
- Ruhigstellung der betroffenen Extremität zur Schmerzlinderung, bei Beschwerdefreiheit physiotherapeutische Maßnahmen.
- Evtl. bestehende Infektionsherde werden chirurgisch saniert, Saug-Spül-Drainagen werden eingelegt.

Prognose:

Der möglichst frühzeitige Beginn der Behandlung ist entscheidend für den weiteren Verlauf. Unter einer frühzeitigen und konsequenten Antibiotikatherapie ist die Prognose günstig. In > 80 % kommt es zu einer vollständigen Heilung. Dennoch treten in einzelnen Fällen Folgeschäden wie Fehlstellungen bzw. Fehlwachstum auf.

Ergänzung

Die Osteomyelitits ist ein **seltenes Krankheitsbild** im Kindesalter. Betroffen sind meist die Metaphysen der langen Röhrenknochen. Bei 10 % der Kinder sind mehrere Knochen betroffen. Insbesondere im **Säuglingsalter** können wegen besonderer Gefäßverbindungen (Blutgefäße durchwandern in diesem Alter noch die Epiphysenfuge) benachbarte Gelenke in den entzündlichen Prozess einbezogen werden (hämatogene Verbreitung der Erreger), es entwickelt sich eine bakterielle Arthritis.

Hydrozephalus

Der **Hydrozephalus** ist eine **Erweiterung der inneren und/oder äußeren Liquorräume** des Gehirns. Die Erweiterung der Liquorräume ist mit einem **intrakraniellen Druckanstieg** verbunden. Es handelt sich nicht um ein eigenständiges Krankheitsbild, sondern um ein Symptom, das bei verschiedenen Erkrankungen auftreten kann. Der angeborene Hydrozephalus tritt mit einer Häufigkeit von 3–4 pro 1.000 Lebendgeborenen auf.

Benennen Sie die in der Abbildung dargestellten Symptome des Hydrozephalus beim Säugling.

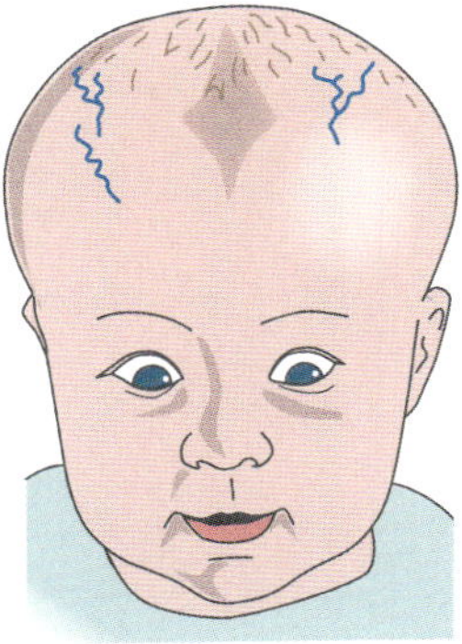

Hydrozephalus

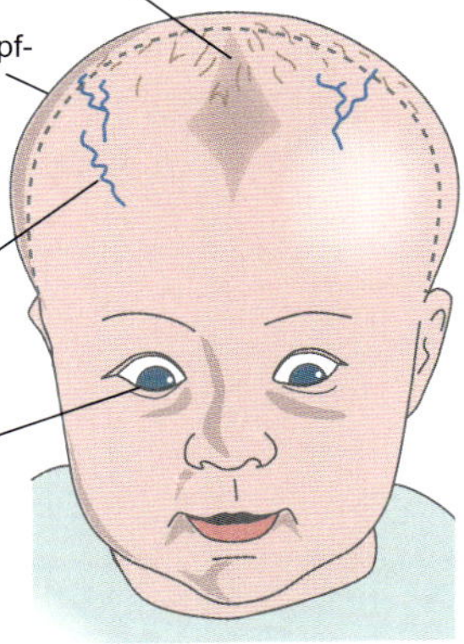

Ergänzung

Neben den in der Abbildung dargestellten Symptomen kann es noch zu **Allgemeinsymptomen** wie Trinkunlust, Erbrechen und schrillem Schreien kommen. Im späteren Alter können auch Ataxien und Spastiken auftreten.

Die Einteilung der Formen des Hydrozephalus erfolgt nach der Lokalisation als **Hydrozephalus internus,** bei dem das Ventrikelsystem erweitert ist, und als **Hydrozephalus externus,** bei dem der Subarachnoidalraum erweitert ist.

Schädel-Hirn-Trauma

Äußere **Gewalteinwirkungen,** die zu einem Funktionsverlust des Gehirns führen, werden als **Schädel-Hirn-Trauma (SHT)** bezeichnet. Davon abzugrenzen ist die Schädelprellung, bei der keine weiteren Allgemeinsymptome auftreten.
Die Einteilung des SHT erfolgt entsprechend dem Punktewert der modifizierten Glasgow-Koma-Skala in **leichte, mittelschwere und schwere Formen.** Hierbei werden der Bewusstseinszustand, verbale und motorische Reaktionen sowie das Öffnen der Augen inklusive Pupillenreaktion beurteilt.

Erläutern Sie Therapie und Überwachung beim Schädel-Hirn-Trauma entsprechend dem Schweregrad.

Schädel-Hirn-Trauma

Schädelprellung und leichtes SHT: Ist die klinische und neurologische Untersuchung unauffällig, können Kinder > 1 Jahr durch die ärztlich aufgeklärten Eltern auch zu Hause überwacht werden. Kinder < 1 Jahr sollten 24 Std. stationär überwacht werden und ggf. eine Schädelsonografie erhalten. Bei Symptomen eines SHT und dem Nachweis von ausgeprägten Galeahämatomen oder Schädelfrakturen erfolgt die stationäre Aufnahme und Überwachung für mindestens 24 Std. und ggf. eine weitere bildgebende Diagnostik des Kopfs. Während der stationären Überwachung werden regelmäßig Puls, Atmung, Blutdruck und Pupillenreaktion überprüft.

Mittelschweres bis schweres SHT: Kinder mit mittelschweren und schwerem SHT werden primär im Rahmen der Schockbekämpfung versorgt. Dabei erfolgt meist eine frühzeitige Intubation und Beatmung. Anschließend erfolgt die Diagnostik und Versorgung auf einer Intensivstation mit der dazugehörenden intensivmedizinischen Überwachung.

Ergänzung

Prognose: Bei 50 % der Kinder mit einem Glasgow-Koma-Skala-Wert ≤ 8, der sich in maximal 3 Tagen nicht verbessert, resultiert eine Behinderung oder sie versterben an den Folgen des SHT.

Spina bifida

Bei der **Spina bifida** handelt es sich um eine angeborene **Spaltbildung eines oder mehrerer aufeinanderfolgender Wirbelbögen,** wenn die Vereinigung embryonaler Verwachsungslinien gestört ist. Die Spaltbildung ist oft kombiniert mit einer Ausstülpung der Rückenmarkshäute bzw. des Rückenmarks. Die Spina bifida zählt daher zu den Dysrhaphie-Syndromen.
Als Ursache für die Entstehung der Spina bifida kommen endogene und exogene Faktoren infrage, die verhindern, dass sich in der 3. und 4. Woche der Embryonalperiode das Neuralrohr, die embryonale Vorstufe des ZNS, vollständig verschließt.

Beschreiben Sie mithilfe der Abbildung die Formen der Spina bifida.

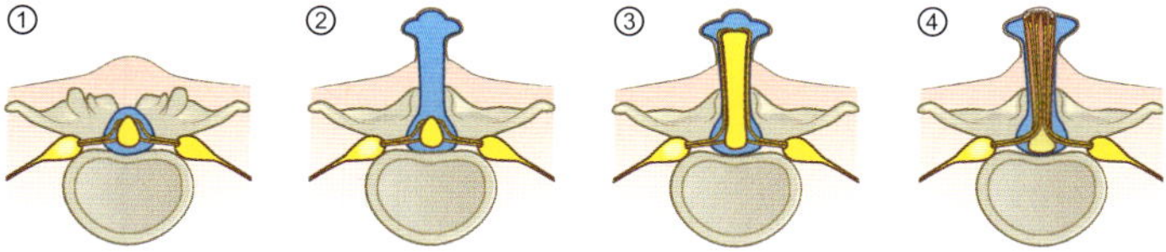

Spina bifida

Bild 1: Spina bifida occulta. Häufigste Form der Spina bifida (10 %), oftmals bleibt diese unbemerkt oder wird zufällig diagnostiziert. Nur die Wirbelbögen sind von der Spaltbildung betroffen, die Kinder sind in der Regel symptomlos. Manchmal weisen Hautveränderungen wie Grübchen, ein subkutanes Lipom oder eine vermehrte Behaarung im betroffenen Bereich auf den Defekt hin.
Bild 2: Meningozele. Eine leichte Form, bei der sich die Rückenmarkshäute *(Meningen)* durch einen Wirbelbogenspalt unter der Haut vorwölben. Die dabei entstehende Blase ist sichtbar und kann operativ behoben werden. Da das Rückenmark nicht geschädigt ist und sich in seiner üblichen Lage befindet, entstehen keine Beeinträchtigungen.
Bild 3: Meningomyelozele. Eine schwere Form, bei der durch eine Spaltbildung der Wirbelsäule Teile des Rückenmarks *(Myelon)*, der Rückenmarkshäute und der Nerven in einer Blase sichtbar nach außen hervortreten. Dadurch verlieren die Nervenstränge an der betroffenen Stelle ihren Schutz, und es kommt zu Schädigungen.
Bild 4: Myeloschisis. Eine besonders schwere Form, bei der das Nervengewebe völlig frei liegt und nicht von Haut oder Bindegewebe bedeckt wird.

Ergänzung

Bei einem **niedrigen Folatspiegel** im Blut der Schwangeren besteht die Gefahr, dass sich das Neuralrohr des ungeborenen Kindes nicht richtig schließt (Neuralrohrdefekt, offener Rücken, Spina bifida). Daher wird die Einnahme von Folsäure bei Kinderwunsch/in der Schwangerschaft empfohlen.

Infantile Zerebralparese

Kinder mit einer **infantilen Zerebralparese** (ICP oder CP) weisen vor allem **motorische Störungen** unterschiedlicher Ausprägung auf. Ursächlich ist ein nicht progredienter Hirnschaden, der pränatal, perinatal oder in der Neugeborenenperiode entstanden ist. Die Häufigkeit ist in den letzten zwei Jahrzehnten wegen einer verbesserten Schwangerenvorsorge rückläufig und liegt bei 1–2 von 1.000 Geburten.

Wichtigste Ursache für die Entstehung einer ICP ist ein **Sauerstoffmangel** vor, während oder nach der Geburt. Neben der Asphyxie führen folgende Faktoren möglicherweise zu einer frühkindlichen Hirnschädigung:

- Pränatale Infektionskrankheiten wie Röteln, Toxoplasmose und Zytomegalie
- Menigoenzephalitits
- Kernikterus
- Hirnblutungen
- Frühgeburtlichkeit (vor der 32. SSW Geborene haben gegenüber Reifgeborenen ein mindestens 40-fach erhöhtes Risiko. 30 % aller ICP-Kinder sind ehemalige Frühgeborene)

Die ICP wird aufgrund der resultierenden Bewegungsstörungen in drei Formen unterteilt. Nennen und erläutern Sie diese.

Infantile Zerebralparese

Aufgrund der resultierenden Bewegungsstörungen ergibt sich die Einteilung in spastische, dyskinetische und ataktische Formen. Außerdem kommen Mischformen vor. Eine Einteilung in die Schweregrade I bis IV ist abhängig von den motorischen Möglichkeiten des Kindes.

- **Spastische Form:** 75 % der ICP-Kinder entwickeln eine spastische Form. Bei der Spastik unterscheidet man anhand der Lokalisation der motorischen Störungen zwischen:
  - Diaparese (beinbetonte Tonuserhöhung mit Spitzfußhaltung und Überkreuzungsphänomen) (→ Abb. a)
  - Tetraparese (Paresen von Armen, Beinen, Rumpfmuskulatur) (→ Abb. b)
  - Hemiparese (Parese einer Körperhälfte) (→ Abb. c)
- **Dyskinetische Form:** Der Muskeltonus der verschiedenen Muskelgruppen ändert sich aufgrund einer Schädigung der Basalganglien ständig. Da sich die Symptomatik bei Anstrengung verstärkt, ist die gezielte Willkürmotorik erheblich erschwert. Die Dyskinesie wird differenziert in Athetose, Chorea und Dystonie.
- **Ataktische Form:** Der Grundtonus der Muskulatur ist herabgesetzt und die Tonusabstimmung der verschiedenen Muskelgruppen gestört. Bei gleichzeitig gesteigerten Muskeleigenreflexen sind Bewegungsabläufe ausfahrend und überschießend. Ein Intentionstremor kann auftreten.

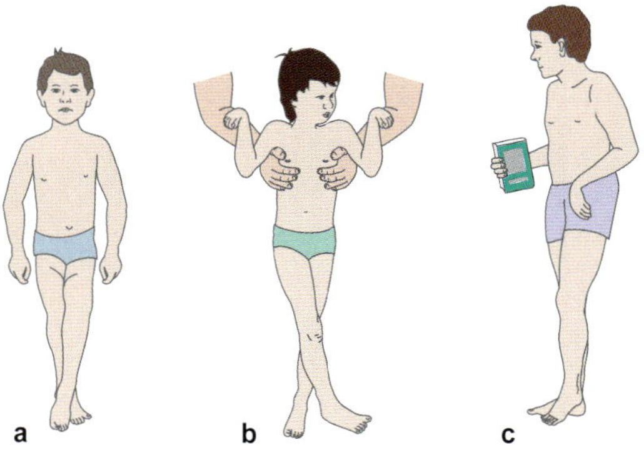

Fieberkrampf

Infekt- oder Fieberkrämpfe sind die häufigste Form der **Gelegenheitskrämpfe** im Kindesalter. Etwa 3 % aller Kinder erleiden zwischen dem 1. und 4. Lebensjahr mindestens einen Fieberkrampf, circa ein Drittel von ihnen wiederholt. Die Prognose ist relativ gut, denn nur 3 % der betroffenen Patienten entwickeln eine Epilepsie. Fieberhafte Infektionskrankheiten, von denen das Gehirn nicht unmittelbar betroffen ist, können insbesondere bei familiärer Disposition die Krampfschwelle senken und zu einem meist **generalisierten tonisch-klonischen Anfall** führen. Dieser dauert mit 5–10 Min. relativ lang und lässt sich so von sonstigen Anfallsformen abgrenzen. Diagnostisch sind andere Ursachen für den zerebralen Anfall auszuschließen und die Ursache für das Fieber zu suchen.

Die Pflegeperson muss bei einem akuten Krampfanfall sofort adäquat reagieren können. Erläutern Sie vier Erstmaßnahmen bei einem Krampfanfall.

Fieberkrampf

- Bei Vorankündigung des Anfalls ist das Kind auf den Boden oder ein flaches Bett zu legen. Sollten sich die Anfälle im Bett ereignen, das Kind ganz aufdecken, damit auch die unteren Extremitäten beobachtet werden können.
- Harte Gegenstände und spitze Kanten müssen entfernt oder abgepolstert werden, damit sich das Kind nicht verletzt (evtl. Brille und/oder Zahnspange entfernen).
- Die Pflegeperson sorgt für eine ungehinderte Atmung, öffnet beengende Kleidung, saugt Erbrochenes oder Schleim ab. Zudem wird das Kind in stabile Seitenlage gebracht, um eine Aspiration zu vermeiden (Zunge fällt mit der Schwerkraft nach vorne).
- Der Bewegungsablauf darf nicht durch Festhalten gebremst werden.
- Das Kind darf auf keinen Fall allein gelassen werden. Kind und Eltern Ruhe vermitteln.
- Ein Arzt sollte informiert werden.
- Krampfanfall mit Uhrzeit, Art des Anfalls, Ablauf und Lokalisation dokumentieren.

Ergänzung

Die **Ersttherapie** des Fieberkrampfs besteht, falls rechtzeitig möglich, in der Anfallsunterbrechung durch eine Diazepam-Rektiole und in der Fortführung der fiebersenkenden *(antipyretischen)* Maßnahmen. Erneuten Fieberkrämpfen wird durch die rechtzeitige und konsequente Durchführung von **fiebersenkenden Maßnahmen** vorgebeugt: antipyretische Therapie ab 38,5 °C in Kombination mit physikalischen Maßnahmen. Diazepam-Gabe bei erhöhter Krampfschwelle und nicht ausreichender Fiebersenkung, antikonvulsive Dauerprophylaxe in Ausnahmefällen.

Ein Kind mit **generalisierten Anfällen** ist während der Anfälle bewusstlos, bei **fokalen Anfällen** kann es dagegen ansprechbar sein.

Siehe auch → Karte 21 *„Messung der Körpertemperatur“*

Enuresis

Enuresis bezeichnet das **unwillkürliche Einnässen** nach dem 5. Geburtstag ohne organische Ursachen, bei unter 7-Jährigen mindestens 2-mal, bei über 7-Jährigen mindestens 1-mal pro Monat für mindestens 3 Monate. Betrifft ca. 10 % aller 7-Jährigen mit meist guter Prognose („Spätentwickler"). In Deutschland sind ca. 640.000 Kinder betroffen.

Erläutern Sie die vier Formen der Enuresis nach dem zeitlichen Aspekt.

Enuresis

- **Primäre Enuresis:** Das Einnässen hat immer bestanden.
- **Sekundäre Enuresis:** Das Einnässen tritt nach einer Trockenperiode von mindestens 6 Monaten wieder auf.
- **Enuresis nocturna:** Das Kind nässt nachts ein.
- **Enuresis diurna:** Das Kind nässt tagsüber ein.

Ergänzung

Am häufigsten ist die primäre Enuresis nocturna, d. h., das Kind nässt nur nachts ein.

Mögliche Ursachen:

- Genetische Einflüsse (familiäre Häufung)
- Reifungsverzögerung der neurogenen Harnblasenkontrolle
- Verspätete Ausbildung des Tag-Nacht-Rhythmus der ADH-Sekretion (erhöhte ADH-Produktion am Abend und in der Nacht, dadurch nachts geringere Urinproduktion)
- Hohe Weckschwelle während des Schlafs
- Psychosoziale Probleme, z. B. Scheidung der Eltern, Stress in der Schule
- Psychiatrische Erkrankungen

Zusammensetzung der Muttermilch

Bereits in der Schwangerschaft wächst und differenziert sich die Brustdrüse unter dem Einfluss der Plazentahormone. Durch den Hypophysenvorderlappen wird das Hormon **Prolaktin** freigesetzt, das die Milchbildung in der Brustdrüse anregt. Durch das Anlegen des Kindes wird die Milchbildung gefördert. Die **Zusammensetzung der Muttermilch** ist an den Nährstoffbedarf des Säuglings angepasst und **ändert sich im Lauf der Stillzeit.**

Beschreiben Sie stichpunktartig die Zusammensetzung der Muttermilch von der Geburt bis zum Abstillen.

Zusammensetzung der Muttermilch

- **Kolostrum (Vormilch):** Durch den hohen Gehalt an Carotinoiden leicht gelblich und dickflüssig. Kolostrum ist besonders eiweißreich und enthält Immunglobuline und Lymphozyten, die das Neugeborene vor Krankheitserregern schützen. Es wird unmittelbar bis 72 Std. nach der Geburt gebildet.
- **Übergangsmilch (transitorische Milch):** Sie wird nach dem Kolostrum etwa ab dem 4. Tag nach der Geburt gebildet und entwickelt sich nach etwa 2–3 Wochen zur reifen Frauenmilch.
- **Reife Frauenmilch:** Sie hat einen höheren Energiegehalt (höherer Fett- sowie Kohlenhydratanteil) und enthält weniger Eiweiß als Kuhmilch. Das Milchvolumen nimmt in den ersten Wochen zu und passt sich an den Bedarf des Kindes an. Reife Frauenmilch wird ab dem 15. Tag gebildet.

Ergänzung

Eine zusätzliche Flüssigkeitszufuhr ist bei voll gestillten Säuglingen nicht notwendig. Falls Kontraindikationen für das Stillen vorliegen, z. B. HIV-Infektionen, Drogenabusus, Erkrankungen der Mutter etc., kann auf eine industriell hergestellte **Säuglingsanfangsnahrung** (Pre-Nahrung) ausgewichen werden. **Abgepumpte Muttermilch** kann bei Zimmertemperatur 4 Std. aufbewahrt werden, tiefgekühlte Muttermilch sollte nach dem Auftauen ebenfalls innerhalb von max. 4 Std. gefüttert werden. Im Kühlschrank kann Muttermilch 72 Std. gelagert werden, tiefgekühlt 6 Monate. Muttermilch schonend erwärmen (nicht in der Mikrowelle!).

Geburtskomplikationen und kindliche Geburtsverletzungen

Die meisten Geburten verlaufen ohne größere Komplikationen. **Geburtskomplikationen** können aber auch ohne Vorliegen von Risikofaktoren und nach normalem Geburtsbeginn auftreten. Teilweise sind Schwierigkeiten schon vor der Geburt absehbar. Hauptrisiken sind **Geburtsverzögerungen und -stillstand** mit der Gefahr einer kindlichen Schädigung. Je nach Art und Schwere der Komplikation kann gewartet oder konservativ behandelt werden oder die Geburt muss binnen kürzester Zeit durch Kaiserschnitt oder eine vaginal-operative Entbindung beendet werden.

Ordnen Sie in → Tab. 35 der jeweiligen Geburtskomplikation die Symptome der kindlichen Geburtsverletzung zu.

Komplikation	Symptome
1. Geburtsgeschwulst (Caput succedaneum): Flüssigkeitsansammlung/Hämatom der Kopfschwarte am vorangehenden Teil des Kopfs	a) Prall-elastische Schwellung, durch Schädelnähte
2. Kephalhämatom: Hämatom unter dem Schädelperiost durch Scherkräfte am Kopf unter der Geburt	b) Teils große, teigige Schwellung, nicht durch Schädelnähte begrenzt
3. Schlüsselbeinbruch durch Probleme der Schultergeburt	c) Je nach Form Herabhängen und Innenrotation des Arms oder gestörte Fingermotorik
4. Armplexuslähmung: Zug an Arm oder Kopf während der Geburt	d) Schonhaltung des Arms, evtl. tastbare „Stufe"

Tab. 35 Geburtskomplikationen und daraus resultierende kindliche Geburtsverletzungen

Geburtskomplikationen und kindliche Geburtsverletzungen

Geburtskomplikationen und daraus resultierende mögliche Verletzungen des Neugeborenen → Tab. 36.

Komplikation	Symptome
1. Geburtsgeschwulst (Caput succedaneum): Flüssigkeitsansammlung/Hämatom der Kopfschwarte am vorangehenden Teil des Kopfs	b) Teils große, teigige Schwellung, nicht durch Schädelnähte begrenzt
2. Kephalhämatom: Hämatom unter dem Schädelperiost durch Scherkräfte am Kopf unter der Geburt	a) Prall-elastische Schwellung, durch Schädelnähte
3. Schlüsselbeinbruch durch Probleme der Schultergeburt	d) Schonhaltung des Arms, evtl. tastbare „Stufe"
4. Armplexuslähmung: Zug an Arm oder Kopf während der Geburt	c) Je nach Form Herabhängen und Innenrotation des Arms oder gestörte Fingermotorik

Tab. 36 Geburtskomplikationen und daraus resultierende kindliche Geburtsverletzungen *(Lösung)*

Dammschnitt

Der **Dammschnitt** *(Episiotomie)* beschreibt die Durchtrennung des Damms in der Austreibungsphase zur **Erweiterung des Beckenausgangs.**

Nennen Sie drei Indikationen für die Durchführung einer Episiotomie.

Dammschnitt

- Bei vaginal-operativen Entbindungen, um „Platz zu schaffen"
- Zur Geburtsbeschleunigung bei kindlicher Gefährdung
- Bei Frühgeborenen, um den Druck auf den kindlichen Kopf zu verringern

Dammschnitt (Episiotomie)

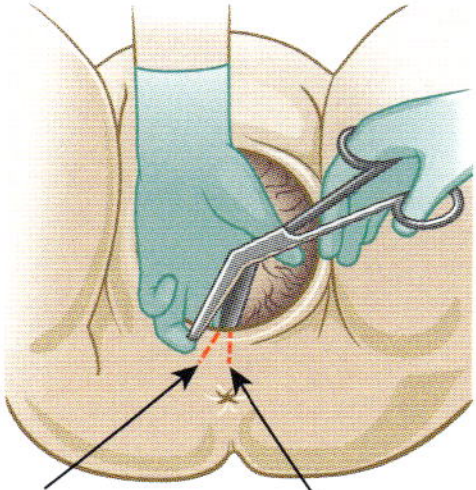

Ergänzung

Für einen Dammschnitt in der Pressphase auf dem Höhepunkt einer Wehe ist keine Anästhesie notwendig. Der Arzt spaltet den Damm von der Mittellinie ausgehend mit einer Schere. Nach der Geburt wird die Wunde gereinigt, desinfiziert, und die einzelnen Schichten werden unter Lokalanästhesie verschlossen. Die Wöchnerin kann nach Anleitung die Dammnaht meist selbstständig versorgen. Zu beachten ist:

- Nach jedem Toilettengang sorgfältige Intimpflege (Genitalspülung)
- Händehygiene zur Vermeidung einer Keimübertragung
- Regelmäßiger Vorlagenwechsel
- Ggf. Sitzring/weiches Kissen zum Sitzen nutzen
- Hämatom im Intimbereich mit Coolpack kühlen
- Bei starkem Spannungs- und Schmerzgefühl Wund- und Heilsalbe oder anästhesierende Salbe auftragen
- Für weichen Stuhlgang sorgen
- Bei starken Schmerzen: Schmerzmedikation (cave: Stillen!)

Psychische Veränderungen im Wochenbett

Im Wochenbett nimmt neben der Rückbildung von schwangerschaftsbedingten körperlichen Veränderungen auch die neue Lebenssituation der frischgebackenen Mutter eine bedeutende Rolle ein. Diese wirkt sich auch auf die **psychische Befindlichkeit** aus. In dieser sensiblen Zeit kommt der psychosozialen Begleitung sowie der Beratung in Gesprächen und mittels Anleitung eine besondere Bedeutung zu.

Vervollständigen Sie den folgenden Text mit den unten aufgeführten Wörtern.

Etwa 40–80 % aller Frauen erleben wenige Tage nach der Geburt den sogenannten __________ (postpartales Stimmungstief), einen leichten Verstimmungszustand, der meist nach Stunden bis ______ von selbst wieder abklingt. Ursächlich ist wahrscheinlich ein Zusammenspiel verschiedenster Faktoren: die ___________ Umstellung 2–4 Tage nach der Geburt. Durch den Abfall von ___________ und Progesteron und dem Anstieg von ________________ wird die emotionale Empfindlichkeit verstärkt. Die Frauen sind erschöpft, reizbar, ängstlich, schwankend in ihrer ___________ und beginnen rasch zu ________.

Vom postpartalen Stimmungstief abzugrenzen sind die postpartale ___________ und die postpartale ________. Eine behandlungsbedürftige postpartale Depression tritt im ______ Jahr nach der Geburt auf und beginnt ____________. Die Beschwerden halten Wochen bis _______ an. Die Behandlung hängt vom Schweregrad der Depression ab.

Die postpartale Psychose ist deutlich seltener, aber die_____________ psychiatrische Komplikation im Wochenbett. Sie zeigt sich oft akut in den ersten 2 ______ nach der Entbindung. Wegen der Gefährdung für Mutter und Kind ist in aller Regel eine unverzügliche Einweisung in eine ____________ Klinik erforderlich.

Psychose, Prolaktin, hormonelle, Babyblues, Östrogen, psychiatrische, weinen, Tagen, Monate, Wochen, schwerwiegendste, schleichend, Stimmung, Depression, ersten

Psychische Veränderungen im Wochenbett

Etwa 40–80 % aller Frauen erleben wenige Tage nach der Geburt den sogenannten Babyblues (postpartales Stimmungstief), einen leichten Verstimmungszustand, der meist nach Stunden bis Tagen von selbst wieder abklingt. Ursächlichlich ist wahrscheinlich ein Zusammenspiel verschiedenster Faktoren: die hormonelle Umstellung 2–4 Tage nach der Geburt. Durch den Abfall von Östrogen und Progesteron und dem Anstieg von Prolaktin wird die emotionale Empfindlichkeit verstärkt. Die Frauen sind erschöpft, reizbar, ängstlich, schwankend in ihrer Stimmung und beginnen rasch zu weinen.
Vom postpartalen Stimmungstief abzugrenzen sind die postpartale Depression und postpartale Psychose. Eine behandlungsbedürftige postpartale Depression tritt im ersten Jahr nach der Geburt auf und beginnt schleichend. Die Beschwerden halten Wochen bis Monate an. Die Behandlung hängt vom Schweregrad der Depression ab.
Die postpartale Psychose ist deutlich seltener, aber die schwerwiegendste psychiatrische Komplikation im Wochenbett. Sie zeigt sich oft akut in den ersten 2 Wochen nach der Entbindung. Wegen der Gefährdung für Mutter und Kind ist in aller Regel eine unverzügliche Einweisung in eine psychiatrische Klinik erforderlich.

Ergänzung

Auch 10 % der **Väter** entwickeln während der Schwangerschaft oder innerhalb des ersten Jahres nach der Geburt depressive Symptome. Weiterhin ist eine Wechselwirkung zwischen mütterlichem und väterlichem Stimmungstief bekannt.

Fontanelle

Bei **Neugeborenen** bestehen mehrere physiologische **Knochenspalten im Bereich des Schädeldachs.** Die Schädelknochen sind noch gegeneinander verschiebbar und die Schädelnähte sind in den ersten 6 Lebensmonaten tastbar. Bei der Geburt sind meist die **vordere** und die **hintere Fontanelle** vorhanden.

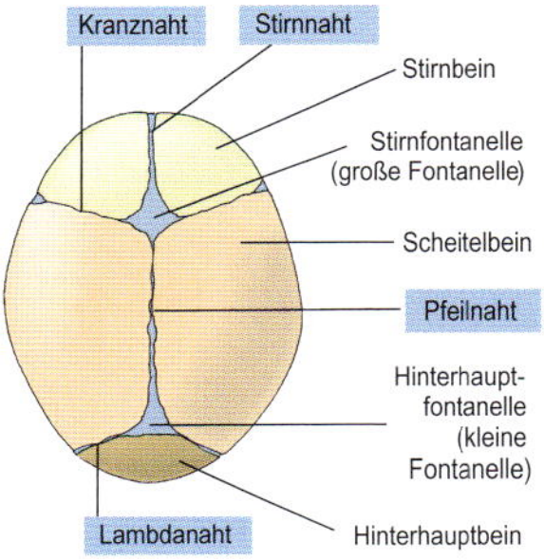

Kreuzen Sie in → Tab. 37 an, ob die jeweilige Aussage richtig oder falsch ist.

	Richtig	Falsch
1. Die rautenförmige, große Fontanelle (vordere Fontanelle) befindet sich zwischen den Stirn- und Scheitelbeinen. Sie misst in der Diagonale bis zu 4 cm und verknöchert zwischen dem 9. und 18. Lebensmonat.		
2. Die dreieckige, kleine Fontanelle (hintere Fontanelle) zwischen den Hinterhaupt- und den Scheitelbeinen ist bei der Geburt kaum noch fingerkuppengroß. Sie verknöchert in den ersten 3 Lebensmonaten.		
3. Eine eingesunkene Fontanelle weist auf einen intrakraniellen Druckanstieg hin und tritt z. B. bei Meningitis oder Hydrozephalus auf.		
4. Ein verzögerter Verschluss weist auf eine Mikrozephalie hin.		

Tab. 37 Fontanellen

Fontanelle

Beschaffenheit der Fontanellen bei Neugeborenen → Tab. 38.

	Richtig	Falsch
1. Die rautenförmige, große Fontanelle (vordere Fontanelle) befindet sich zwischen den Stirn- und Scheitelbeinen. Sie misst in der Diagonale bis zu 4 cm und verknöchert zwischen dem 9. und 18. Lebensmonat.	X	
2. Die dreieckige, kleine Fontanelle (hintere Fontanelle) zwischen den Hinterhaupt- und den Scheitelbeinen ist bei der Geburt kaum noch fingerkuppengroß. Sie verknöchert in den ersten 3 Lebensmonaten.	X	
3. Eine eingesunkene Fontanelle weist auf einen intrakraniellen Druckanstieg hin und tritt z. B. bei Meningitis oder Hydrozephalus auf.		X
4. Ein verzögerter Verschluss weist auf eine Mikrozephalie hin.		X

Tab. 38 Fontanellen *(Lösung)*

Ergänzung

Zu Aussage 3 Eine eingesunkene Fontanelle weist auf eine **Exsikkose** z. B. bei Brechdurchfällen oder mangelnder Flüssigkeitszufuhr hin.

Zu Aussage 4 Ein verzögerter Verschluss kann bei **Hydrozephalus** oder **Rachitis** auftreten. Ein **vorzeitiger** Verschluss hingegen weist auf die genannte Mikrozephalie hin.

Siehe auch → Karte 82 *„Hydrozephalus“*

Neugeborenenscreening

Das **Neugeborene** wird in den ersten Lebenstagen **engmaschig beobachtet,** mindestens 1-mal pro Schicht sollten Hautfarbe, Allgemeinzustand, Trinkverhalten, Atmung, Mekonium bzw. Urin-/Stuhlausscheidung erfasst und dokumentiert werden.
Bleiben Mutter und Kind nach der Geburt im Krankenhaus, so wird dort die **Neugeborenen-Basisuntersuchung (U2)** zwischen dem 3. und 14. Lebenstag durchgeführt. Das Kind wird dabei gründlich untersucht, Neugeborenenreflexe werden geprüft und das Kind erhält eine zweite Dosis Vitamin K.
Im Rahmen der U2 erfolgt meist auch das **Neugeborenenscreening** auf Hormon- und Stoffwechselstörungen.

Beschreiben Sie Durchführung und Ziel des Neugeborenenscreenings.

Neugeborenenscreening

Durchführung:

Im Rahmen des Neugeborenenscreenings (auch als Guthrietest bezeichnet) wird das Kind auf das Vorliegen von Erkrankungen wie Hypothyreose, adrenogenitales Syndrom, Phenylketonurie, Defekte des Fettsäureabbaus und Mukoviszidose getestet.

Für die Untersuchung werden dem 36–72 Std. alten Neugeborenen wenige Tropfen Kapillarblut aus der Ferse (alternativ venöses Blut) entnommen und auf eine Filterpapierkarte gebracht. Die Screeningkarte wird getrocknet (keinen Fön, Lampe oder Ähnliches verwenden) und an das Screening-Labor (Zuständigkeit in den Bundesländern unterschiedlich geregelt) versendet, die Durchführung wird im Untersuchungsheft des Kindes dokumentiert.

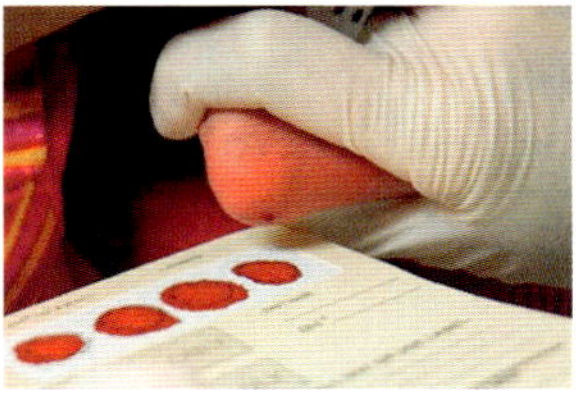

Ziel:

Früherkennung von Neugeborenen mit behandelbaren endokrinen und metabolischen Erkrankungen. Durch eine frühzeitige Behandlung zunächst symptomarmer, aber langfristig folgenschwerer Erkrankungen soll die Prognose des Kindes verbessert werden.

Ergänzung

Die Durchführung des Neugeborenenscreenings bedarf der **Einwilligung** der Eltern. Oftmals wirkt die damit verbundene kapilläre Blutentnahme beängstigend, daher ist häufig eine Beratung und Aufklärung mit der klaren Empfehlung zur Inanspruchnahme des Neugeborenenscreenings notwendig.

Bei **Frühgeborenen** wird das Screening zu einem späteren Zeitpunkt durchgeführt, in der Regel am 7.–14. Lebenstag oder bei Erreichen der 32. SSW.

Siehe auch → Karte 63 *„Phenylketonurie“*

Frühgeborene

Frühgeborene (FG) weisen anatomische Zeichen der Unreife auf und benötigen daher eine sehr sensible und einfühlsame Pflege. Dabei ist auf **Veränderung der Vitalparameter** und das **Wohlbefinden** des Kindes zu achten. Besonders Stressparameter wie Licht, Lärm und Schmerzen müssen reguliert werden, damit das Frühgeborene sich gut entwickeln kann. Verschiedene Konzepte wie Kinästhetik®, Basale Stimulation® und Minimal Handling/Optimal Handling werden in der Pflege von Frühgeborenen angewendet.
Sowohl pflegerische als auch medizinische Maßnahmen, die nicht zwingend erforderlich sind, sollten unterlassen werden. Gleichzeitig sind pflegerische und diagnostische Maßnahmen aufeinander abzustimmen, sodass ausreichende Ruhephasen ermöglicht werden.

Zählen Sie fünf klassische Zeichen der anatomischen Unreife eines Frühgeborenen auf.

Frühgeborene

- Dünne Haut mit Lanugobehaarung
- Brustwarzen im Hautniveau, Warzenhof noch nicht pigmentiert
- Kurze/fehlende Fingernägel
- Fehlendes Fußlinienmuster
- Mangelnde Knorpeleinlagerung der Ohrmuscheln
- Genitale: fehlender Hodendeszensus/klaffende Vulva (die großen Schamlippen überdecken die kleinen nicht)
- Muskuläre Hypotonie

Ergänzung

Schwerpunkte der **pflegerischen Versorgung:**

- Wärmeerhalt: Gefahr der Hypothermie, FG haben ein geringes braunes, wärmeproduzierendes Fettgewebe → Wärmestrahler, Inkubatortemperatur/-feuchte beachten.
- Atmung: ggf. Beatmung: klinische Beobachtung und Monitoring.
- Kreislaufstabilisierende Maßnahmen: Kontrolle von Puls und RR, Unruhe/Schreien des Kindes vermeiden, da dies zu RR-Schwankungen und Anstieg des Hirndrucks führen kann.
- Ernährung: Förderung des Saug- und Schluckreflexes durch Trinkversuche; Mundpflege, meist Magensonde notwendig.
- Ausscheidung: Durch die Unreife der Organe kann es zu Problemen bei der Ausscheidung kommen → Bilanzierung.
- Positionierung: FG können sich nicht eigenständig positionieren, sie haben eine dünne Haut sowie ein geringes subkutanes Fettgewebe → Umlagerung in regelmäßigen Abständen mit Positionierungshilfsmitteln wie Stoffwindeln oder Handtüchern.

Urologische Krankheitsbilder des männlichen Genitales

Kreuzen Sie in →Tab. 39 an, ob die jeweilige Aussage richtig oder falsch ist.

	Richtig	Falsch
1. Bis zum 4. Lebensjahr liegt eine physiologische Verengung der Vorhaut vor, da sich die Verklebungen des inneren Vorhautblatts erst dann lösen → Manipulation vermeiden, da diese zu Einrissen und Vernarbungen führen kann.		
2. Mögliche Ursachen für das Auftreten einer Hodentorsion können äußere Krafteinwirkungen, Anomalien wie Hodenhochstand oder Pendelhoden sein. Auch ohne äußere Einflüsse ist eine Hodentorsion möglich.		
3. Die Phimose beschreibt eine angeborene Spaltung der Harnröhre.		
4. Eine Hypospadie ist eine Flüssigkeitsansammlung in den Hodenhüllen mit ein- oder beidseitiger Schwellung des Hodens, das Skrotum ist prall-elastisch und schmerzlos geschwollen.		

Tab. 39 Urologische Krankheitsbilder des männlichen Genitales

Urologische Krankheitsbilder des männlichen Genitales

Urologische Krankheitsbilder des männlichen Genitales → Tab. 40.

	Richtig	Falsch
1. Bis zum 4. Lebensjahr liegt eine physiologische Verengung der Vorhaut vor, da sich die Verklebungen des inneren Vorhautblatts erst dann lösen → Manipulation vermeiden, da diese zu Einrissen und Vernarbungen führen kann.		X
2. Mögliche Ursachen für das Auftreten einer Hodentorsion können äußere Krafteinwirkungen, Anomalien wie Hodenhochstand oder Pendelhoden sein. Auch ohne äußere Einflüsse ist eine Hodentorsion möglich.	X	
3. Die Phimose beschreibt eine angeborene Spaltung der Harnröhre.		X
4. Eine Hypospadie ist eine Flüssigkeitsansammlung in den Hodenhüllen mit ein- oder beidseitiger Schwellung des Hodens, das Skrotum ist prall-elastisch und schmerzlos geschwollen.		X

Tab. 40 Urologische Krankheitsbilder des männlichen Genitales *(Lösung)*

Ergänzung

Zu Aussage 1 Eine physiologische Verengung der Vorhaut liegt bis zum **2. Lebensjahr** vor.

Zu Aussage 3 Eine angeborene Spaltbildung der Harnröhre, bei der sich die Harnröhrenöffnung nicht an der Penisspitze, sondern auf der Unterseite des Penis im Bereich des Penisschafts, des Hodensacks oder in seltenen Fällen im Bereich des Damms befindet, bezeichnet man als **Hypospadie.**

Zu Aussage 4 Das beschriebene Krankheitsbild wird als **Hydrozele** (Wasserbruch) bezeichnet.

Hautveränderungen des Neugeborenen

Die **Haut** des Neugeborenen kann in den ersten Tagen **vielfältige Veränderungen** erfahren. Gutartige physiologsiche Veränderungen sind von ernsthaften Erkrankungen, die einer entsprechenden Therapie bedürfen, zu unterscheiden.

Zu den gutartigen physiologischen Veränderungen in der Neugeborenenperiode zählen Milien, Neugeborenenakne und das Erythema (toxicum) neonatorum. Erläutern Sie diese Hautveränderungen.

Hautveränderungen des Neugeborenen

Milien: Treten als weißlich-gelbliche Papeln vor allem im Gesicht und am Rumpf auf. Im Regelfall kommt es zum spontanen Abheilen in der 3.–6. Lebenswoche. Eine Therapie ist nicht erforderlich.

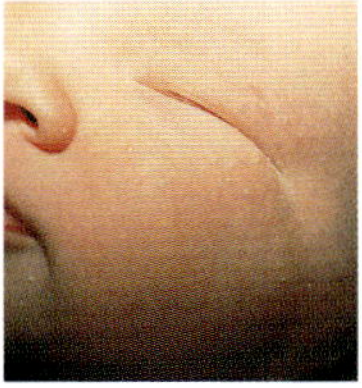

Erythema (toxicum) neonatorum: Häufigste gutartige Hautveränderung der Neugeborenenperiode. Ungefähr die Hälfte der Neugeborenen zeigt in den ersten Lebenstagen eine flächige Rötung mit Papeln und Pusteln vor allem am Rumpf und an den Extremitäten. Diese heilen spontan innerhalb der folgenden Tage ab.

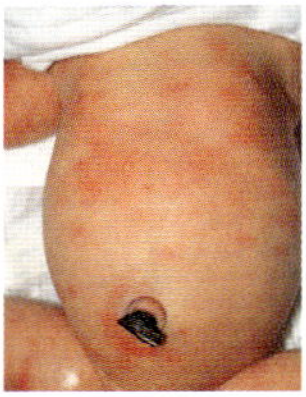

Neugeborenenakne: Aufgrund der mütterlichen Hormone kann sich beim Neugeborenen im Sinne einer Schwangerschaftsreaktion eine Talgdrüsenüberfunktion entwickeln. Die Neugeborenenakne zeigt sich mit rötlich-gelben Papeln vor allem im Gesicht und am Stamm, die spontan wieder abheilen.

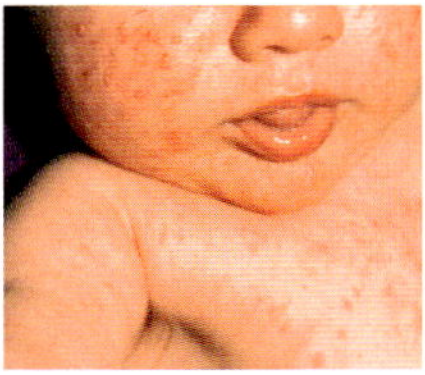

Hörscreening und frühkindliche Hörstörungen

Hörschädigungen und -behinderungen stellen eine große Beeinträchtigung des alltäglichen Lebens betroffener Menschen dar. Über das Gehör wird das **Sprechen erlernt** und **Kontakt zur Umwelt** aufgebaut. Ein intaktes Hörorgan ist maßgeblich am Erwerb der Sprache beteiligt. Es hängt vom Zeitpunkt des Eintritts der Hörschädigung ab, ob die Sprachentwicklung erschwert ist. Bei angeborener Gehörlosigkeit oder Schwerhörigkeit erlernen Kinder die sprachliche Kommunikation nur schwer, da der Spracherwerb zum großen Teil über das Hören stattfindet. Gehörlose und schwerhörige Kinder haben eine fehlerhafte Aussprache (Wörter werden z. B. falsch akzentuiert und artikuliert, grammatikalische sowie syntaktische Regeln nicht eingehalten).

Welche Risikofaktoren können zur Entstehung von frühkindlichen Hörstörungen führen? Nennen Sie fünf.

Hörscreening und frühkindliche Hörstörungen

- Genetische Komponente: familiäre, erbliche Hörschäden
- Infektionserkrankungen wie Röteln oder andere Viruserkrankungen in den ersten Schwangerschaftswochen
- Einnahme bestimmter Medikamente
- Drogen- und Alkoholmissbrauch während der Schwangerschaft
- Frühgeburten < 1.500 g Körpergewicht oder Geburt vor der 32. SSW
- Sauerstoffmangel oder Atemstillstand unter der Geburt
- Meningitis und Enzephalitis
- Fehlbildungen im Kopfbereich

Ergänzung

Um Hörschädigungen frühzeitig zu entdecken, sind **Hörtests** notwendig. Diese finden auch im Rahmen der ärztlichen Kindervorsorgeuntersuchungen statt. Ein Teil des Neugeborenenscreenings ist das medizinische **Hörscreening,** das bereits am 2–3. Lebenstag durchgeführt wird.
Die **Frühförderung** gehörloser und schwerhöriger Kinder ist elementar wichtig und setzt bereits mit den Vorsorgeuntersuchungen und der damit verbundenen Diagnosestellung ein. Kinder mit Hörschädigungen müssen immer ermuntert und gefördert werden, die Sprach- und Sprechfähigkeit zu trainieren. In speziellen Gehörlosenkindergärten und -schulen kann gezielt auf Defizite eingegangen werden. Zudem erlernen die betroffenen Kinder sich zusätzlich über andere Wege wie Lippenlesen oder Gebärdensprache zu verständigen.

Siehe auch → Karte 32 „*Sprachentwicklung und Sprechstörungen*“

Lippen-Kiefer-Gaumenspalte

Spaltbildungen des Munds und des Gesichts sind häufig und treten in Mitteleuropa bei ca. 1:500 Lebendgeburten auf. Die Vererbung ist multifaktoriell. Genetisch erweisen sich sowohl die positive Elternanamnese als auch Spaltbildungen bei Geschwistern als relevant.

Die häufigsten Spaltbildungen sind die **einseitigen Lippen-Kiefer-Gaumenspalten** (LKG, 35 %) gefolgt von **den isolierten Gaumenspalten** (33 %). Alle anderen Formen treten deutlich seltener auf.

Die Diagnosestellung erfolgt bei den meisten Kindern mit Lippen-Kiefer-Gaumenspalte bereits während der Schwangerschaft im Rahmen der Ultraschalluntersuchungen. Isolierte Gaumenspalten werden meist nach der Geburt durch Inspektion von Mund- und Rachenraum oder bei der ersten Nahrungsaufnahme festgestellt.

Nennen Sie vier klinische Folgen einer Lippen-Kiefer-Gaumenspalte.

Lippen-Kiefer-Gaumenspalte

- Kau- und Beißfunktion: Beeinträchtigung durch Veränderung des Oberkiefers in Form und Zahnstellung.
- Sprache: Ausgeprägte Sprachstörung durch Gaumenspalte, nasaler Stimmklang.
- Atmung: Bei einseitigen LKG-Spalten ist of ein Nasenflügel abgeflacht und die Nasenscheidewand gekrümmt → ggf. behinderte Nasenatmung, Pneumonie- und Aspirationsgefahr durch fehlende Trennung von Luft- und Speiseweg.
- Hörstörung: Bei eingeschränkter Belüftung des Mittelohrs über die Tuba auditiva chronischer Schnupfen.
- Ernährung: Saug-/Trink- und Schluckschwierigkeiten, Gedeihstörungen möglich.
- Ästhetisches Problem: Postoperative Narben mit möglichen sekundären psychischen Störungen.

Ergänzung

Ursachen für eine Fehlbildung der Mundpartie:

- Störungen der embryonalen Entwicklung in der Frühschwangerschaft z. B. durch Mangelernährung, Infektionen, Genussmittel
- Genetische Faktoren, d. h. familiäre Häufung

Prävention in der Schwangerschaft:

- Einnahme von Folsäure und ggf. Vitaminpräparaten (möglichst vor Eintritt der Schwangerschaft)
- Gesunde Ernährung und Vermeidung von Risikofaktoren

Frühgeborenenretinopathie

Die **Frühgeborenenretinopathie** *(Retinopathia praematurorum, retinopathy of prematurity, ROP)* entsteht aufgrund der **Unreife der Netzhautgefäße** vor allem bei Frühgeborenen ≤ 1.500 g und/oder < 32. SSW, die eine **Sauerstofftherapie** benötigen. Die Häufigkeit der ROP nimmt mit dem Unreifegrad der FG zu und liegt bei FG 24.–25. SSW bei ca. 75 %.
Die ROP lässt sich entsprechend den Veränderungen der Netzhautgefäße bis zur Netzhautablösung in fünf Stadien einteilen (→ Tab. 41).

Stadium	Befund
I	Grau-weißliche Demarkationslinie zwischen normaler und unreifer Retina
II	Erhabener Grenzwall zwischen normaler und unreifer Retina
III	Bildung neuer Gefäße und weitere Wucherungen von Bindegewebe am Rand des Grenzwalls, neu gebildete Gefäße wachsen extraretinal (z. B. ins Corpus vitreum)
IV	Partielle Netzhautablösung
V	Komplette Netzhautablösung

Tab. 41 Einteilung der Retinopathie

Geben Sie zwei Präventionsmaßnahmen der Frühgeborenenretinopathie an.

Frühgeborenenretinopathie

- Untersuchung des Augenhintergrunds *(Fundoskopie)* bei Risikokindern ab der 5. Lebenswoche, bei Veränderungen regelmäßige Kontrollen.
- Engmaschige Überwachung und exakte Dosierung der Sauerstoffgabe bei Früh- und Neugeborenen.

Ergänzung

Der zur Beatmung verwendete **Sauerstoff** wirkt auf die Blutgefäße der Retina Frühgeborener toxisch: Ist der Sauerstoffpartialdruck erhöht, erfolgt in den retinalen Gefäßen zunächst eine Vasokonstriktion. Bei chronisch erhöhten Sauerstoffpartialdrücken verstopfen die Gefäße und es beginnt ein Umbauprozess, bei dem die Retina durch wuchernde Gefäßbündel und Bindegewebe einen fortschreitenden Struktur- und Substanzverlust erleidet.
Die **Therapie** der ROP erfolgt ab dem fortgeschrittenen Stadium III mittels Laser- oder Kältetherapie.

Siehe auch → Karte 100 „*Frühkindliche Sehbehinderungen*“

Frühkindliche Sehbehinderungen

Unter Sehbehinderungen versteht man **Einschränkungen oder Störungen des Sehvermögens,** hervorgerufen durch eine **Schädigung der Augen oder des zentralen Nervensystems.** Sehbehinderungen führen zur Einschränkung der visuellen Kommunikationsmöglichkeiten.
Kommen Kinder blind zur Welt oder erblinden in frühester Kindheit, so erlernen sie trotzdem, sich in ihrer Umgebung zurechtzufinden. Sie nehmen ihre Umwelt mithilfe ihrer anderen Sinne wahr und lernen, diese zu schärfen. Da Babys und Kleinkinder dies noch nicht ausdrücken können, ist es schwierig, eine **Sehbehinderung zu diagnostizieren.**

Welche Signale weisen auf eine Sehstörung hin? Nennen Sie vier Merkmale.

Frühkindliche Sehbehinderungen

- Bezugspersonen werden von Babys im Alter von 2 Monaten oder älter nicht angelächelt.
- Blickkontakt bleibt aus, Bewegungen in der Umwelt werden nicht visuell verfolgt.
- Keine Reaktion auf geräuschlose Spielzeuge.
- Auffälliges Aussehen der Augen, z. B. graue oder große Pupille.
- Augenzittern oder Schielen.
- Häufiges Blinzeln oder Zusammenkneifen der Augen.
- Verzögerung der geistigen Entwicklung.

Siehe auch → Karte 99 „*Frühgeborenenretinopathie*“